CÓMO DEJAR DE DAR VUELTAS
VUELTAS
VUELTAS
A TODO

LAIA SABATÉ

CÓMO DEJAR DE DAR VUELTAS VUELTAS VUELTAS A TODO

Deja de sobrepensar las cosas y confía en ti

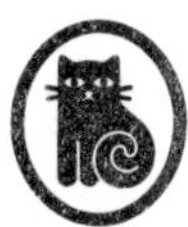

Papel certificado por el Forest Stewardship Council®

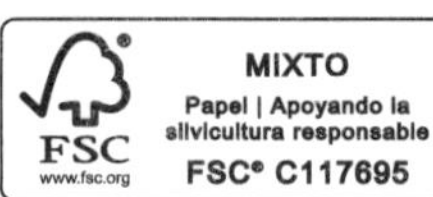

El contenido de este libro tiene únicamente fines informativos e inspiracionales. El autor y el editor no asumen ninguna responsabilidad por cualquier acción tomada a partir de la información contenida en este libro, y los lectores deben usar su propio juicio y sentido común al aplicar el contenido de este libro a sus vidas. En ningún caso sustituye a la consulta con un médico o profesional de la salud ni pretende servir de diagnóstico, prescripción o tratamiento.

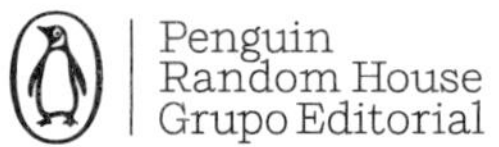

Primera edición: enero de 2026

Travessera de Gràcia, 47-49. 08021 Barcelona
Ilustraciones del interior (pp. 84, 184): Fotoletra, S. L.

Printed in Spain – Impreso en España

ISBN: 978-84-02-43059-5
Depósito legal: B-19.674-2025

Compuesto en Fotoletra, S. L.
Impreso en Black Print CPI Ibérica
Sant Andreu de la Barca (Barcelona)

BG 30595

A mi familia, a Marcel y a mis amigas.
A las personas que han hecho que mi mundo
sea un lugar seguro en el que estar tal y como soy.

A las personas que leerán este libro
y sentirán que pueden construir
su propio lugar seguro.

ÍNDICE

NOTA DE LA AUTORA

Sobre los relatos y ejemplos de caso

En este libro recojo experiencias que he vivido en primera persona, así como relatos ficticios basados en hechos reales de algunas de las personas que acompaño o he acompañado como psicóloga. Con la intención de salvaguardar y respetar su privacidad e intimidad, estas historias están sustancialmente modificadas y han sido ficcionalizadas. Del mismo modo, los nombres que he usado en dichos relatos son ficticios, por lo que cualquier parecido con la realidad es mera coincidencia.

Sobre la gramática

En la escritura de este libro he empleado el género femenino. La mayoría de las personas a las que acompaño y he acompañado en mi carrera profesional son mujeres, pero el contenido de estas páginas está dirigido a un público amplio, sin importar su género u orientación sexual, con el fin de que pueda servir como herramienta y apoyo para cualquiera que llegue a él.

Sobre los ejercicios y recursos prácticos

A lo largo del libro encontrarás diversos materiales y herramientas para llevar a la práctica las ideas presentadas y reflexionar sobre ti y tu *overthinking*. Te recomiendo que tengas un bolígrafo a mano para escribir en estas páginas o en tu libreta preferida, para poder dar rienda suelta a tus emociones y sacar el máximo provecho de la lectura. Te recomiendo que busques un lugar tranquilo y que te brinde la seguridad necesaria para la introspección.

Sobre la lectura

El libro que tienes en tus manos cumple un propósito divulgativo y de autoconocimiento, y en ningún caso puede ser sustitutivo de un proceso de terapia o del acompañamiento de un profesional de la salud. Si crees que necesitas ayuda de un profesional autorizado, no dudes en pedirla.

INTRODUCCIÓN

Recuerdo todavía el día en que decidí empezar mi proceso de psicoterapia. Estábamos a punto de entrar en mi época favorita del año, la Navidad y el día de mi cumpleaños, hacía mucho frío y las calles estaban ya llenas de luces, ambientación navideña y mensajes estilo Mr. Wonderful típicos de estas fechas. Mis padres acababan de regalarme un jersey en el que ponía: «*Be happy: Smile is the best thing you can do*». Supongo que era su manera de decirme que me veían, que sabían que no me encontraba bien —aunque quizá no entendieran del todo lo que me pasaba— y que estaban ahí conmigo.

Estaba sentada en el sofá de casa de mis padres. **Llevaba horas y horas dándole vueltas a todo.** Acababa de romper con mi pareja de aquella época y, si te digo la verdad, lo peor de esa situación no era la ruptura, porque no fue traumática ni algo que yo no quisiera hacer. Lo peor era que, una vez más, volvía a estar inmersa en dudas obsesivas. Notaba que algo no iba del todo bien, sentía que casi había tocado fondo, pero no podía poner en palabras concretas qué era lo que me estaba haciendo sentir así.

Si alguna vez has atravesado momentos en los que tu estado

de ánimo ha estado bajito, sabrás perfectamente de lo que te hablo.

Es esa sensación de que la vida va pasando y tú te sientes un poco fuera.

Pasaba horas inmersa en mi mente, hasta el punto de que me dolía la cabeza. Me cuestionaba a mí misma. ¿Estaba segura de que eso era lo que realmente quería? ¿Y si me había equivocado? ¿Cuándo puede una estar segura de que está decidiendo bien? ¿Qué era estar enamorada realmente? **Intentaba repasar las cosas que había vivido en los últimos meses**, analizaba todas mis relaciones, me preguntaba si de verdad estaba enfocándome en lo que quería profesionalmente y, sobre todo, me examinaba a mí misma, como si fuese mi propio juez. Quería entender por qué lo veía todo tan gris, pues, en el fondo, sabía que lo que me sucedía no tenía nada que ver con esa ruptura.

Sentía que no estaba pasando nada grave en mi vida, que tenía todo lo que necesitaba, y que, aun así, no podía disfrutarlo. **Siempre encontraba algún aspecto que mejorar, algo que cambiar.** A veces pensaba que era demasiado salvadora con los míos, que me centraba de forma excesiva en ayudar a mi entorno, incluso poniendo sus necesidades por encima de las mías; otras, en cambio, pensaba de mí que era la persona más egoísta del mundo. Sentía que estaba perdida académica y laboralmente. Había estudiado para ser psicóloga, pero no tenía claro si lo iba a conseguir. Estaba atravesando un momento de crisis con mis amigas; las quería mucho, pero tenía la impresión de que siempre acababa enfadada con ellas. Nuestras diferencias hacían que chocáramos mucho y que, en ocasiones, me pusiera muy rígida y exigente con ellas en cosas como no deshacer planes nunca, quedar cada fin de semana, etc. Las potenciales parejas que había conocido no eran ni mejores ni peores, pero no tenían nada que ver con lo que yo quería, y, aun así, las elegía.

Siempre esperaba que llegara un día en el que me sintiera mejor conmigo misma. No veía con ilusión mi futuro. O, más bien, no visualizaba un futuro concreto en que estuviera en calma y satisfecha conmigo misma. Si me preguntabas cómo me veía dentro de cinco años, no sabía contestar. Me sentía frustrada, enfadada y triste. **Pero, por encima de todo, me sentía siempre preocupada.** Como si hubiera una alerta constante en mí que me iba dando pequeños avisos para que tuviera cuidado, para que no me fiara de nadie, para que me exigiera más en los estudios porque, de lo contrario, no iba a llegar a ningún lado... Esa vocecita interna, de la que no siempre era consciente, me pedía que no me relajara. Era como si conviviera con una nube de pensamientos y preocupaciones que no me dejaba ver nada con claridad.

En mi primera sesión, cuando mi psicóloga me preguntó qué era lo que estaba buscando al acudir a ella, solo pude decirle que, aunque acababa de ponerle fin a una relación recientemente, en el fondo sabía que lo que me ocurría no tenía nada que ver con eso. Sentía que yo vivía las cosas de una manera más negativa que las personas que me rodeaban. Les daba más vueltas a las cosas que mis amigas y tenía más miedo que el resto de las personas con las que me relacionaba. Empecé a explicarle entonces todo lo que te estoy explicando ahora a ti, sin saber muy bien a dónde me llevaría todo ese relato. Ahora, al escribir estas líneas y contártelo, siento mucha pena por la Laia que fui. Y, a la vez, me alucina lo potente que es hacer psicoterapia. Porque siento que esa Laia ya no tiene nada que ver con la que escribe hoy. Queda mucho de todo aquello, pero ya no me reconozco en ese relato.

Hace ahora diez años de ese día, y puedo decir que me he reconciliado con esa Laia que lo pensaba tanto todo y se asustaba con facilidad. Con esa niña que se avergonzaba de tantas y tantas cosas, e intentaba tomar el control de la situación dándole vueltas a todo lo que ocurría. Aunque no ha sido un camino corto ni sencillo, si estoy escribiendo este libro es porque sé que hay otra forma de vivir y convivir con nosotras mismas. **No solo porque soy psicóloga, sino porque lo he vivido en mis propias carnes.**

Buscar la felicidad y alejarnos del dolor son dos de los objetivos vitales en los que todos podemos coincidir. Es lógico, ¿a quién le gusta sufrir? ¿Quién no pagaría mucho dinero por no volver a pasarlo mal? Nos agarramos con fuerza a la idea de encontrar el camino que nos lleve a esa ansiada felicidad y, aunque nos hayan repetido muchas veces que la felicidad está en el trayecto y no en el fin del camino, seguimos actuando como si existiera la posibilidad de que un día lleguemos a esa cima. Yo también he estado mucho tiempo esperando a que un día la felicidad llegara y pudiera pasar de pantalla, como en un videojuego. Intentando descifrar todo lo que me ocurría para poder pasar al siguiente nivel.

He buscado y rebuscado el origen de todos mis problemas y de mi malestar de una manera obsesiva. Creía que saber por qué me ocurría me ayudaría a que nunca más me pasara. Por suerte o por desgracia, no he llegado a una conclusión que me convenciera del todo. **De hecho, mi conclusión es que no existe conclusión.**

Cuando dejé de buscar el motivo de lo que me pasaba y decidí concentrarme en transitarlo, en vivirlo y en cuidarme, descubrí que aquello que había pensado que era el origen de mi malestar era cierto y, a la vez, no lo era. Todo había influido: mi infancia, mi familia, mi personalidad, mi manera de entender la vida, mis vivencias, mi vergüenza, mis años escolares, mis relaciones pasadas... Es curioso cómo, tras tantos años reflexionando sobre mi propio proceso de psicoterapia, no había tenido en cuenta algo que me afectaba mucho. Había algo en mí que merecía ganar la medalla de oro como principal responsable de que siempre sintiera que algo iba mal y también de que siempre intentara encontrar el motivo de todo lo que sentía.

Y esto era, sin duda alguna, mi tendencia a sobrepensar.

He pasado horas y horas enfrascada en mi mente. Totalmente secuestrada por ella. Permíteme el dramatismo —algo que ya irás descubriendo que me encanta— de compararlo con una persona que está en una cárcel y que deja de ver más allá de cuatro paredes. Yo no veía más allá de mi mente y de mis pensamientos.

Hace unos años, antes de ser psicóloga, no tenía ni idea de qué sentía, de qué notaba mi cuerpo ni de qué pasaba a mi alrededor. **Solo pensaba. Y pensaba muchísimo.** Lo más curioso es que siempre me habían dicho lo típico de «es que piensas mucho» y yo lo tomaba como algo positivo. ¿Qué hay de malo en darles vueltas a las cosas? Consideraba que lo negativo era no pensar y no al contrario. **Analizar, examinar, reflexionar era mi zona de confort.** Puede que sea la tuya también. Puede que sientas que estás cómoda con esa forma de ser y que ese análisis te ha dado cosas muy positivas a lo largo de tu vida. Y coincido contigo, esto no va de criticarnos ni de pensar en lo mal que lo hemos hecho todo.

En estas páginas solo quiero que, una vez más, pensemos juntas sobre nosotras, tú y yo, mano a mano. Sobre en qué momento nos quedamos atrapadas dentro de nuestra mente y dejamos de ver el aquí y el ahora. Y, ya que estamos, sobre qué consecuencias ha tenido eso en nuestro estado de ánimo, nuestras relaciones y nuestro día a día.

Mi único objetivo con este libro es enseñarte otra manera de ver las cosas. No voy a darte soluciones mágicas porque no las tengo. No voy a hablarte de herramientas para acabar con el dolor o el sufrimiento porque eso tampoco puedo hacerlo. Pero sí voy a intentar transmitirte todo lo que he aprendido a lo largo de los años, mirándome a mí y mirando a muchos de mis pacientes, sobre cómo podemos salir del laberinto del sobrepensamiento, de las dudas constantes y de los bucles que parecen interminables

Porque, quizá, lo que nos ocurre a ti y a mí no tiene nada que ver con que seamos así. Quizá hay algo que podemos hacer para estar un poco más relajadas, reguladas y tranquilas. Y, si no, al menos habrá valido la pena intentarlo.

Espero que estas líneas te ayuden a sentirte en casa y en un espacio seguro. Espero que te reconozcas en ellas y puedas reír y llorar a la vez. Que puedas sentir, dejarte llevar y verte con compasión.

Que puedas reflexionar
sobre ti para entenderte y no juzgarte.
Estoy deseando que empecemos
juntas a recorrer este camino.
Cuando quieras.

1

UNA MENTE QUE NO PARA

Almudena tenía cuarenta y un años y sentía **constantes dudas sobre su relación**. Cuando vino a consulta, me dijo que su objetivo era romper con el bucle de preguntas que la asaltaban y poder entender mejor lo que le ocurría. Había atravesado varias crisis de pareja, tras las que empezaba a plantearse si de verdad quería aquella relación. Algunas cosas en esa historia no estaban del todo bien: no tenía una buena comunicación con su pareja y tampoco estaba segura de que aún existiera la conexión del inicio. En muchas ocasiones se sentía feliz en su vida de pareja y orgullosa de haber elegido compartirla con su marido. Pero luego, algunos días, una nube cubría su mente y, de repente, empezaba a sentir que esa relación no tenía sentido. No estaba segura de si realmente estaba enamorada y se planteaba que quizá se estaba conformando con la estabilidad del vínculo.

Claudia acababa de finalizar sus estudios cuando empezó su primer proceso de psicoterapia. Se sentía perdida. Tras muchos años estudiando y especializándose en lo que siempre la había ilusionado, le tocaba afrontar el mundo laboral. Fue en ese momento de transición cuando realmente se dio cuenta de que necesitaba ayuda. Dormía pocas horas para poder estudiar y obtener los resultados que se exigía a sí misma. Su vida social cada vez era más escasa y sus conversaciones con los demás siempre giraban en torno a la vida laboral y académica. Había empezado a experimentar síntomas que le preocupaban. No lograba conciliar el sueño con facilidad, estaba muy irascible y parecía estar somatizando todo su malestar: dolores de estómago frecuentes, jaquecas, acúfenos y sensación de mareo constante. Toda su inquietud y rumiación sobre su futuro laboral había empezado a afectar a su cuerpo. Aunque ella no era consciente, su entorno comenzaba a preocuparse por ella y le decían que **la notaban obsesionada con el trabajo**.

Oriol se estaba planteando su futuro laboral. Había estudiado Medicina durante los últimos seis años de su vida y siempre había sacado notas muy altas, pero ahora sentía que no estaba preparado para afrontar el examen MIR. Empezaba a estar convencido de que no llegaría a obtener la nota necesaria y, aunque todavía quedaban unos meses para hacer el examen, se planteaba otros caminos laborales. Sentía mucha vergüenza al plantearse esa opción: estaba seguro de que iba a fracasar y que la gente de su entorno lo juzgaría. Tenía dificultades para distraerse, para practicar deporte como solía y **no podía parar de pensar en el futuro laboral**. Pese a ser incapaz de relajarse, procrastinaba en su estudio, estaba muy desanimado y no se veía capaz de cumplir con las rutinas que se había propuesto.

Cristina llevaba ya unos meses sintiéndose muy enfadada. Consideraba que siempre había sido muy complaciente, y ahora **no dejaba de ver defectos en sus amistades**. Parecía que, cuando no era una cosa, era otra. Algunas de sus amigas habían empezado a hacer planes con otras personas, en los que ella no estaba incluida, y a mostrar intereses distintos. Algo había cambiado. Comenzó a sentir una rabia muy intensa que no le permitía parar de pensar en lo mal que sus amigas estaban gestionando su amistad. A veces, simulaba posibles conversaciones con ellas en su cabeza en las que les decía todo lo que sentía; otras, lo hablaba con su pareja hasta que esta le decía que no creía que hablarlo tanto le pudiera hacer bien. Sentía que no podía dejar pasar el tema, que necesitaba entender por qué eran así con ella, y veía como, poco a poco, el enfado cada vez la atrapaba más.

Aunque pueda parecer que sus historias son muy distintas, todas tienen un punto en común: el *overthinking*, o sobrepensar.

Si estás aquí, es muy probable que, como Almudena, Claudia, Oriol o Cristina, también tú hayas pensado muchas veces que tu problema era dar muchas vueltas, vueltas y más vueltas, a las cosas y, a la vez, te ha sido imposible dejarlo de hacer, romper el bucle de dudas y pensamientos repetitivos. Pero quizá te ha faltado, igual que a mí y a ellos, entender qué es lo que buscabas pensando tanto. Ya te avanzo que **no hay nada malo en ti**: no has buscado ponerte el camino difícil, ni has querido hacerte daño a ti misma, ni eres tu propia enemiga.

Lo que las personas buscamos por encima de todo es seguridad. Para sentirnos seguros, necesitamos creer que nuestros vínculos y nuestro entorno son estables y predecibles. Y en algún momento de nuestra vida aprendimos que eso iba de la mano de pensar mucho, analizar, entender, racionalizar. Cuanto más inseguros nos sentimos, más intentamos controlar el entorno y nuestras relaciones para volver a esa estabilidad que tanto anhelamos. Este mecanismo de defensa lo empezamos a desarrollar en nuestra infancia **cuando sentimos que nuestras necesidades no estaban satisfechas**. Algunos de nosotros nos identificaremos con la idea de que en nuestra infancia no se acompañaron nuestras emociones, otros puede que sientan que crecieron en un entorno muy caótico, y otros que tuvieron que aprender a sobrepensar para evadirse de lo que ocurría en su vida. Puede haber muchos motivos en nuestra historia de vida que nos hayan llevado hasta aquí.

La mente fría y analítica nos permite sopesar los pros y los contras para tomar buenas decisiones y cuidarnos, por tanto, no es nuestra enemiga.

Pensar y analizar lo que nos puede sentar mejor es una buena herramienta si la sabemos utilizar. Lo deja de ser cuando, tratando de alcanzar ese equilibrio del que te hablo, buscamos un control que no existe. Almudena dudaba de su relación porque estaba asustada. Claudia estudiaba horas y horas porque no creía ser suficientemente buena para su futuro empleo. Oriol barajaba en bucle otras salidas profesionales porque le aterraba pasar la vergüenza de no llegar a lo que se esperaba de él. Y Cristina se estaba resistiendo tanto al dolor que le generaba que las grandes amistades de su vida estuvieran cambiando que necesitaba darle vueltas a su enfado.

Todas estas personas, como tú y como yo, están intentando sufrir menos. Y ese es el verdadero papel del sobrepensamiento en nuestra vida: es un mecanismo al que nuestra mente recurre para protegernos y aislarnos del dolor. Mientras pienso y le doy vueltas, vueltas y más vueltas a lo que me preocupa, tengo la sensación de que puedo hacer algo al respecto y no conecto con la realidad de la vida; a veces, por desgracia, no hay nada que podamos hacer para sufrir menos. Pero sí **podemos aprender a acompañarnos en cada una de las experiencias que vamos atravesando**, a gestionar el dolor de una manera diferente y a sacar mucho aprendizaje de él.

Desde esta perspectiva, desde la compasión, la comprensión y la amabilidad, es desde donde voy a hablarte del sobrepensar. Sé que estás acostumbrada a luchar contra esa parte de ti que tanto cansancio te ha supuesto; sé que habrás leído muchas veces que lo que tienes que hacer es pensar menos (como si fuera tan fácil, ¿verdad?). Pero mi propuesta para ti es otra. Quiero que puedas reconciliarte con lo que te ha ocurrido y con lo que has hecho, sea lo que sea, para sobrellevarlo y darte lo que de verdad necesitas para alcanzar esa paz que tanto ansías y te mereces. Quiero que, al acabar estas páginas, entiendas por qué nuestra mente parece que no se detiene nunca y que juntas le preguntemos qué necesita de nosotras.

Una mente que nos ha secuestrado

Vivimos estresados y vamos corriendo todo el día de un lado para otro. Cuando parece que has logrado poner un *check* a toda tu lista de tareas, aparecen otras nuevas que te vuelven a colocar en un estado de alerta y que hacen que poco a poco tu energía vaya menguando. Las relaciones de pareja parecen cada vez más complejas, hay más aspectos que hacen que veamos alejarse aquella utopía de sentirnos en un lugar seguro con nuestro compañero de vida. Tenemos trabajos de los que cuesta mucho desconectar, estamos más y más estimulados y ocupados. Las amistades cada vez parecen ser menos profundas y duraderas, y qué decir de la familia y lo difícil que nos resulta sentirnos respetados y escuchados.

Todo esto supone que pasemos la mayor parte del día revolucionados internamente, con una mente que no para de pensar ni un minuto. **Estamos constantemente preocupados** por nuestras relaciones, por nuestras rutinas, por nuestro futuro y por nuestra salud mental. Las redes sociales no facilitan que desconectemos. La sobreinformación a la que estamos sometidos nos da mensajes constantes de cómo podríamos mejorar nuestro presente. Si buscas información sobre cómo mejorar tus relaciones, la vas a encontrar. Si estás preocupada por cómo podrías adelgazar o cambiar tu aspecto, hallarás mucha información al respecto y buena parte de ella, por si fuera poco, será contradictoria. Si lo que te quita el sueño es el futuro que tendrán tus hijos, muchos artículos te hablarán de lo preocupante que es la gestión del ser humano en el siglo actual. Nuestro miedo a no estar a la altura, a fallar, se ve alimentado por la información que recibimos cada día sobre todo lo que podríamos estar haciendo mejor. Y para nuestro cerebro, que busca evadirse del peligro y encontrar soluciones, es realmente tentador seguir leyendo este tipo de titulares que prometen un futuro mejor.

Quizá siempre ha sido así, quizá nuestros antepasados experimentaron las mismas sensaciones, aunque yo creo que no. Seguramente tuvieron otro tipo de conflictos internos, porque sus desafíos también eran otros. Sus preocupaciones no eran mayores ni menores que las nuestras, eran simplemente diferentes. Nuestros padres apenas tenían información sobre educación emocional. Y qué decir de nuestros abuelos. Las inquietudes que tenemos son totalmente generacionales. A nuestros abuelos no les preocupaba el cambio climático como a las nuevas generaciones. Y nosotros no hemos tenido que abrir camino para que las mujeres se pudieran incorporar al mundo laboral, como hicieron ellos. Nos hemos encontrado con problemáticas distintas y las **hemos tenido que aprender a gestionar como hemos podido**.

Ahora, además de toda esa lista interminable de cosas por hacer, ha aparecido en nuestra vida **una nueva exigencia que cumplir: cuidar de nuestra salud mental**. Toda la información que hemos ido adquiriendo estos últimos años sobre psicología nos ha traído una nueva forma de enfocar nuestra vida. Ya no estamos tan conectados a esa idea de que lo importante es esforzarse y conseguir grandes resultados laborales. Hemos empezado a tomar conciencia y sentimos que no podemos seguir priorizando lo externo si eso conlleva que nos encontremos mal, que nuestra cabeza vaya a mil revoluciones por segundo y que cada vez nos cueste más encontrar nuestra propia voz entre tanto pensamiento intrusivo. Probablemente también haya influido mucho el que ahora tengamos tantas opciones por delante que ninguna parezca suficiente. Nos dicen que podemos reinventarnos, y, mientras, sentimos que ninguna de esas opciones va a permitirnos vivir tranquilas. Todas estas contradicciones de nuestro momento actual han hecho que, poco a poco, vayamos replanteándonos **qué es para nosotros lo importante** y **si esa zona de confort de la que tanto nos han hablado era tan mala** como parecía.

Me atrevo a decir que, en semejantes condiciones, la gran mayoría de nosotros consideramos que tenemos el cortisol por las nubes (¿cuántas veces has leído que estamos «intoxicados» de esta hormona?), aunque eso no significa que todos nos vayamos a sentir identificados con el *overthinking*. Las personas, por suerte, funcionamos de maneras muy diferentes. Personalmente, me gusta hablar de funcionamientos distintos y no solo de personalidades distintas, porque hay muchas cosas que nos influyen y no todas tienen que ver con nuestra personalidad.

El estrés, el ritmo de vida y las cosas que nos van sucediendo a lo largo de esta no nos afectan de la misma manera a unos que a otros. Seguro que has conocido a personas que tienden a somatizar, que acostumbran a encontrarse físicamente mal cada vez que están nerviosas. También habrás coincidido a lo largo de estos años con personas que gestionan las situaciones de tal manera que parece que la vida no va con ellas y que van saltando de desafío en desafío sin parpadear, totalmente desconectadas de lo que sienten. Quizá también, al igual que yo, tengas amigos que se enfadan mucho con la vida cuando algo malo les ocurre. Personas que se rebelan, protestan y luchan por salir de ciertas injusticias. Y luego estamos **nosotras: las *overthinkers* profesionales**. A mí también me gusta llamarnos «mentes sobrepensantes». (A lo largo del texto también irás viendo que, para mí, el sentido del humor es un recurso muy importante que nos ayuda a relacionarnos con nosotras mismas desde un lugar más compasivo y menos crítico).

Siendo yo una de estas personas entusiasmadas por sobrepensar, en mi trayectoria profesional, debido a mi gran interés por entender cómo funcionaba el *overthinking* y por qué algunas personas sobrepensaban más que otras, he ido leyendo y formándome para ello. Stephen Mitchell, el padre del psicoanálisis relacional, propuso que las relaciones que mantenemos y nuestras experiencias en ellas **son fundamentales para entender nuestro funcionamiento, identidad y emociones**. Lo que hemos experimentado a lo largo de los años en relación con los demás es lo que ha ido generando en nosotras cierto impacto emocional al que hemos intentado responder de la mejor manera que hemos sabido. Esto explicaría la relación entre sobrepensar y nuestras principales figuras de apego: cuanto más predecibles eran estas, menos necesitábamos llegar a conclusiones por nosotras mismas.

Si, por ejemplo, cuando nuestra madre estaba cansada, era capaz de verbalizarlo y de expresarnos cómo se sentía, es menos probable que nosotras intentáramos descifrar por nuestra cuenta qué le ocurría. Si, en cambio, tuvimos referentes a los que les costó mucho entender sus emociones y las nuestras, es probable que aprendiéramos a sostener la incertidumbre y la confusión a base de raciocinio. No es imprescindible que encontremos situaciones concretas de nuestra vida, pero sí lo es que tengamos una narrativa, una explicación sobre lo que hemos vivido a lo largo de nuestra historia, que nos permita entender por qué sobrepensamos más que otras personas. **Estamos muy acostumbradas a quedarnos con el síntoma**, a poner toda nuestra atención en que nos deje de pasar aquello que, en realidad, solo está aquí para alertarnos de que hay algo que no está del todo gestionado o digerido. Y eso, según mi forma de verlo, es en lo que se centra la corriente del psicoanálisis relacional: esta escuela entiende que lo que nos ocurre hoy no es lo verdaderamente importante, aunque sea lo más molesto, sino que tenemos que llegar al fondo del asunto y descubrir cómo todo aquello que hemos vivido y la forma en la que se han desarrollado nuestras relaciones han generado en nosotros unas respuestas que ahora surgen en forma de síntoma o malestar.

Así, de acuerdo con este enfoque, **sobrepensar es un mecanismo de defensa que aprendimos en edades tempranas**, relacionado con experiencias con nuestros principales cuidadores en las que nos sentimos inseguras. Puede que hubiera una falta de educación emocional en nuestro entorno, o de cercanía entre nosotros y nuestros padres, falta de validación emocional o incluso situaciones de abuso o negligencia, y eso generó en nosotras pequeñas heridas que nos hicieron sentir vulnerables. Cuando se dan estas situaciones en nuestra infancia, nuestro instinto de supervivencia busca mecanismos y recursos que nos ayuden a contrarrestar esa sensación de debilidad que nos acompaña. Así que, para transitar por ese malestar y ese dolor, empezamos a analizar el mundo que nos rodeaba, observamos muy de cerca cómo se comportaban las personas que cuidaban de nosotros y aprendimos que una buena manera de sentirnos seguros era intentar controlar todo aquello que sucedía en nuestro entorno.

Porque, allí donde no ha habido lugar para las emociones, ha habido mucho espacio para el pensamiento y la imaginación.

Es como si hubiéramos tenido que construir en nuestra mente unas respuestas que no nos llegaron desde fuera, por lo que muchas de las experiencias que vivimos y nos causaron dolor, en realidad, quedaron pendientes de digerir.

Cuando los psicólogos hablamos de experiencias que quedaron pendientes de digerir, nos referimos a aquellas vivencias que no pudimos procesar porque, cuando se dieron, superaron nuestra capacidad para sostenerlas. Imagina que, de pequeña, te sentiste muy avergonzada cuando una profesora te riñó delante de la clase. No es fácil, cuando crecemos, gestionar este tipo de situaciones. La sensación de vergüenza pudo ser tan abrumadora que sentiste que no podías hacer nada con ella. Quizá no te quedó más remedio que borrar esa situación de tu mente, o quizá la recuerdas una y otra vez. Como adulta, podrías haber puesto límites, podrías haber salido de una situación en la que recibiste o te diste un trato negligente o podrías haberlo hablado con alguien que te ayudara a gestionarlo. Pero, como niñas, muchas veces no podemos hacer gran cosa. Dependemos de que los adultos sepan gestionar sus emociones con nosotras y validen las nuestras cuando estas aparecen.

Estas situaciones que vamos acumulando en las que nos sentimos poco acompañadas, solas o poco vistas, son las que llamamos **trauma con t minúscula**. Quizá estés acostumbrada a relacionar el trauma con situaciones de guerra, excesivamente conflictivas, o con sucesos aterradores (lo que suele conocerse como **trauma con T mayúscula**). Pero lo cierto es que los estudios más recientes hablan de trauma también cuando se refieren a estas experiencias, quizá más cotidianas, que dejaron sin duda una huella en nosotras. No porque la situación en sí fuera traumática, sino porque la falta de recursos para gestionarla y de ayuda por parte de nuestros referentes nos hizo sentir muy solas.

Por ejemplo, Lucía quería entender por qué siempre acababa preocupada por algo, fuera lo que fuera. Normalmente sus preocupaciones rondaban en torno a su pareja, pero también rumiaba sobre otros aspectos de su vida. Tenía muchas discusiones con su novio y siempre giraban en torno a lo mismo: sentía que él la quería menos de lo que ella lo quería a él. No obstante, cuando empezamos a indagar en su historia de vida, descubrimos que su infancia no había sido del todo sencilla. No había grandes experiencias traumáticas, pero sí frecuentes situaciones diarias con poca presencia emocional por parte de sus figuras de apego. A sus padres siempre les había costado mucho gestionar sus propias emociones, por lo que no eran unos padres que la hubieran podido acompañar en lo que sentía. Le transmitían habitualmente que se preocupaba demasiado, que su problema era darles tantas vueltas a las cosas y que, si lograba dejar de anticiparse, todo se solucionaría. Seguro que te suena este relato; a mí también me lo han dicho alguna que otra vez cuando me he mostrado preocupada ante alguien de mi entorno.

Ella no recordaba pedirles ayuda para lidiar con ciertos conflictos de su día a día, porque en el fondo sentía que ellos no sabrían qué decirle. Las experiencias previas con ellos le habían ido enseñando a guardarse las cosas para sí misma. Esta es una de las respuestas más habituales ante la falta de validación de nuestro entorno. Acabamos sintiendo que lo mejor que podemos hacer es lidiar con nuestros conflictos en soledad, porque pensamos que no nos van a comprender. Lucía se acostumbró a buscarse ella misma las respuestas. Pasaba horas en su habitación hablando consigo misma, intentando averiguar cómo podía gestionar su discusión con su mejor amiga, cuál era la mejor manera de estudiar para el examen y cómo podía pasar página de su primer amor. Aprendió que **pensar y racionalizar las cosas, no exponer su vulnerabilidad, era su mejor manera de salir indemne ante las situaciones de la vida**. Y durante mucho tiempo, como nos pasa a todos, le funcionó. Lucía se ahorró, gestionando sus emociones de este modo, volver a lidiar con la incomprensión de sus padres. Ya no tenía que volver a pasar por esas conversaciones incómodas en las que se sentía juzgada. Pero, a cambio, también **dejó de confiar**.

Ahora, como adulta, ya no estaba preocupada por las reacciones de sus padres, pero sí lo estaba por su vida en pareja. Todas aquellas creencias sobre que era mejor gestionar las cosas sola, que en su momento la protegieron, ahora jugaban en su contra. Necesitaba confiar en su pareja, pero estaba constantemente alerta. Tenía que abrirse a alguien por primera vez en mucho tiempo, y se sentía muy insegura cada vez que lo intentaba. Si en ocasiones su pareja estaba un poco más distante, ella empezaba a imaginar escenarios catastróficos que pudieran explicar ese cambio en él. Se había acostumbrado tanto a usar el aislamiento y la racionalización como mecanismos de defensa que ni siquiera escuchaba la respuesta de su pareja. Daba igual lo que él dijera, ella seguiría creyendo en lo que había imaginado.

Esto es solo un ejemplo de lo que nos sucede cuando **el *overthinking* pasa de ser un mecanismo de defensa** que solo aparece a veces **a ser un compañero de vida** con el que convivimos las veinticuatro horas del día. Es como si ese mecanismo nos hubiera secuestrado. Ya solo existe él. Por más que desde fuera nos digan que todo está bien, que no hay de qué preocuparse, nosotros seguimos pensando que estamos en peligro. Todas aquellas experiencias que no pudimos metabolizar en su momento hacen que salten todas nuestras defensas ante situaciones aparentemente inofensivas. Hasta que Lucía no comprendió que lo que le ocurría en la actualidad era un conflicto pasado por resolver, no pudo entender que el origen de su miedo no era que su pareja estuviera haciendo algo mal, sino su propia inseguridad ante los vínculos. Puede parecer poca cosa distinguir qué proviene de nuestra historia de vida y qué no, pero te aseguro que muchos de los conflictos de nuestro presente cambian radicalmente cuando logramos escribir una narrativa más real y profunda de lo que nos ocurre.

Pero, como todo mecanismo de defensa, el sobrepensar no es nuestro enemigo, sino nuestro protector.

Lo que pasa es que, **a veces, los mecanismos que nos protegen yerran en la manera en la que nos intentan cuidar, se quedan más rato del necesario** en nuestras vidas y nos impiden gestionar todo aquello que hemos tapado. Recuerdo que a una de las personas a las que acompañé le inquietaba mucho lo que pensaran de ella. Cada vez que tenía una reunión con su jefe, salía muy preocupada por si este la habría entendido bien al hablar en inglés. Llevaba años hablando a diario en este idioma, pero seguía fijándose en cada palabra que utilizaba en las reuniones para examinar si se había equivocado en alguna. Su verdadera angustia no era hablar mal en inglés, sino que alguien externo pudiera evaluarla de manera negativa. Le aterraba sentirse criticada por alguien a quien ella admiraba. Puede parecer algo absurdo centrarnos en otras preocupaciones en lugar de en lo importante, pero así acostumbramos a funcionar. Nos quedamos dando vueltas a lo que creemos que es más controlable para no conectar con lo que nos preocupa de verdad. **Pensar y sentir no es lo mismo.** Podemos pasar horas pensando en lo que nos pasa, pero eso no significa que estemos pudiendo conectar con el dolor que nos genera aquello que nos pasa. Y mientras aquella mujer seguía preocupándose por el inglés, no se estaba acompañando en su inseguridad. Como te habrá pasado alguna vez a ti, como me pasa a menudo a mí. **Nos asusta conectar con nuestras emociones, nos sentimos más cómodas en nuestra mente racional.** Pero, por mucho que intentemos escaquearnos, el malestar sigue ahí, manifestándose de otras maneras más ilógicas y desconectadas. Por eso, tanto tú como yo necesitamos **volver a confiar en que podemos gestionarlo. En que no nos quedaremos atrapadas en él.**

Nuestros grandes temas

Cuando estaba estudiando un máster sobre Psicopatología, tenía una compañera que contó su experiencia con la ansiedad y las preocupaciones constantes que sentía. Nos decía que siempre estaba intranquila, por cualquier cosa. Si iba a un concierto, estaba preocupada por saber dónde estaba la salida de emergencia en caso de que la necesitara. Si su pareja conducía muchas horas para irse de vacaciones, le angustiaba que pudiera tener un accidente de coche. En ocasiones, no podía dormir si al día siguiente tenía una reunión importante en el trabajo. No conseguía relajarse y se consideraba a sí misma una persona sufridora. Se había identificado con su síntoma, algo habitual cuando nos acompaña durante tanto tiempo.

Cuando nos habló de esto, yo sentí que no conectaba nada con ese tipo de preocupaciones. Yo también me consideraba una persona miedosa, pero mis desvelos eran otros: perdía el sueño si llevaba unas semanas más baja de ánimo. Me preocupaba mucho por mi salud mental. También por todas mis relaciones y por mis conflictos cuando los tenía. No acostumbraba a ver las cosas de forma positiva, algo que siempre había envidiado de las personas que suelen soñar despiertas.

Es posible que, a medida que vayas recorriendo los capítulos de este libro, **te sientas muy identificada con algunos de los ejemplos y muy poco con otros**. Será totalmente normal. Siempre me ha gustado decir que cada persona tiene dos o tres grandes temas vitales, en torno a los cuales se repiten los mismos bucles o patrones, aunque podemos tener muchos más. Dependiendo de tus vivencias, serán unos u otros. Mis grandes temas son la salud mental, las relaciones de amistad y el miedo a las consecuencias de mis decisiones en caso de equivocarme. En cambio, mi amiga de la universidad entraba en bucles más bien relacionados con la seguridad, el descontrol y el fracaso, probablemente causados por haber tenido que ser un referente para su hermana, cuidar de ella y controlar cada movimiento que hacía, ya que sus padres no pudieron hacerlo.

Quizá sea un buen momento para que pares y te escuches:

EJERCICIO

¿Qué es lo que te suele preocupar más?

....

....

....

....

¿Sientes que hay temas sobre los que sobrepiensas más o que casi todo te preocupa por igual?

....

....

....

....

¿Por qué crees que son esas tus grandes preocupaciones? ¿Qué relación tienen contigo?

....

....

....

....

¿A menudo sueles a imaginarte escenarios catastróficos?

....

....

....

....

Si piensas un poco, ¿en qué momentos de tu vida recuerdas haber entrado en bucles de sobrepensamiento?

....

....

....

....

Si tuvieras que ponerle un titular a tu principal preocupación vital, ¿cuál sería?

....

....

....

....

....

En mi caso, mi preocupación por la salud mental también se debe a que he visto de cerca lo que pasa cuando no te encuentras bien, y eso me asusta. Las personas que nos consideramos miedosas en el fondo tememos todo lo relacionado con el sufrimiento, y mi profesión me ha mostrado cuánto se sufre cuando la salud mental no está afianzada. También me preocupan mucho las consecuencias de mis actos, algo que puede resultar positivo, pues me convierte en una persona bastante ética, pero también conlleva que sea alguien que piensa demasiado a veces (muchas veces, de hecho). Tiene todo el sentido del mundo, ya que en mi familia siempre se ha valorado mucho tener sentido común y hacer las cosas «con cabeza».

Y en cuanto a mi preocupación por las relaciones, he pasado épocas de todo tipo. Momentos en los que he disfrutado mucho de ellas y momentos en los que he intentado revisarlas en exceso. Las relaciones, para mí, son el motor de la vida. En ellas encontramos las mayores alegrías, pero también los mayores sufrimientos. Mi parte perfeccionista, que en el fondo no está más que preocupada, siempre ha intentado que estuvieran perfectamente ordenadas y eso me ha jugado malas pasadas. A veces he pecado de exigente. Otras me he aislado de ciertas personas para evitar que me hicieran daño. Si hubiera confiado más en el proceso y hubiera intentado controlar menos, quizá no habría necesitado tomar ciertas decisiones radicales. Aun así, no me quiero juzgar y no quiero que lo hagas tú tampoco. Es muy injusto mirar atrás con lo que sabemos ahora y pensar que deberíamos haber actuado de modo diferente.

Si bien es cierto que, tal y como te decía, cada uno podemos preocuparnos por cosas totalmente distintas, **hay ciertas cuestiones o temas a los que el ser humano siempre ha prestado especial atención**:

- **La salud, ya sea mental o física.** Es bastante habitual que parte de nuestros bucles estén relacionados con un miedo a no tener salud o con la problemática que tengamos en el momento relacionada con ello.
- **El futuro:** nuestro miedo a lo que esté por venir nos hace imaginar escenarios catastróficos de los que a veces nos cuesta bastante salir.
- **Nuestra propia autoestima e identidad.** Le damos muchas vueltas a quiénes somos, qué queremos de la vida y qué podríamos mejorar para llegar a aquella perfección que nos han dicho que podíamos alcanzar.
- **La opinión de los demás.** ¿Cuántas veces te has ido a casa, tras una cena, repasando todo lo que has dicho para ver si habías metido la pata? ¿Cuántas veces has pensado en si tu exposición ante tu jefe había sido adecuada o no? Nos suele preocupar bastante lo que piensen de nosotros, e intentamos buscar

todos los errores en los que podemos caer para evitar cometerlos de nuevo.

- **Decisiones vitales importantes.** A menudo nos quedamos enredados horas y horas buscando los pros y los contras de las decisiones que tenemos que tomar, esperando que llegue el momento en el que decidiremos sin miedo a las consecuencias. *Spoiler*: nunca llega.
- **Las relaciones.** A veces sobrepensamos sobre si el otro nos quiere, a veces sobre si le queremos nosotros. Somos verdaderas expertas en desmenuzar todo lo que ocurre en nuestras relaciones, analizando todos los riesgos que pueden conllevar.
- **Emociones difíciles de digerir.** Hay emociones que nos generan muchos bucles por lo especialmente duras que son de digerir. La vergüenza, la culpa y el miedo son mis emociones de estudio favoritas. Siempre generan un gran impacto en nosotros y, a veces, pueden provocar que estemos horas y horas dándole vueltas a lo que ha ocurrido con tal de escaquearnos de lo que nos hacen sentir.
- **Trabajo.** Las dudas sobre si lo que estamos haciendo es lo que nos gusta, si nos vemos toda la vida haciendo lo mismo, si estamos siendo suficientemente buenas en el trabajo o si quizá deberíamos trabajar menos nos persiguen. Pasamos mucho tiempo en el trabajo y también dedicamos muchas horas a pensar en él. De acuerdo con lo que marca el Estatuto de los Trabajadores, trabajamos un máximo de 40 horas a la semana (aunque para algunas personas pueden ser más). Ocho horas al día que no incluyen desplazarnos, pensar en lo que ha ocurrido durante esas ocho horas, hablar de ello y

formarnos para mejorar nuestra posición. Visto así, es normal que sobrepensemos acerca de nuestra vida laboral; le dedicamos más horas de las que somos conscientes.

Lo que nos preocupa, generalmente, tiene relación con nuestra historia de vida. No es necesario que haya una vivencia concreta y traumática que justifique tus inquietudes o fijaciones, pueden ser hechos sutiles que han hecho que tu preocupación esté más instalada en un sitio que en otro. Que tus referentes te invalidaran emocionalmente puede haber detonado en ti una necesidad constante de encontrar la razón de todo. Como si necesitaras entender siempre el motivo por el que te sientes mal. Que no haya habido espacio para que expreses cómo estabas en tu relaciones pasadas puede que genere en ti la necesidad de sobreexplicar todo lo que sientes en tu relación actual, para que al fin se te comprenda. También tiene mucho que ver nuestro momento vital. Hay etapas en las que uno se inquieta más por el trabajo y otras en las que te atormenta mucho más lo que puedan pensar de ti. Pero **las preocupaciones no tienen por qué ser literales**, es decir, que me preocupe que se queme la casa si me dejo el fuego encendido no significa que yo tenga un tema por resolver con el fogón de mi cocina. Quizá tenga mucho más que ver con mi miedo a no tener el control sobre mi vida.

Y este tipo de miedos pueden aparecer especialmente en épocas en las que estamos más cansados, estresados, nerviosos o tristes.

En psicoanálisis hablamos del **mecanismo de defensa del desplazamiento** para hacer referencia a esta manera de gestionar nuestro malestar. Seguro que si te pongo algún ejemplo sabrás de lo que te hablo. ¿Alguna vez has estado tan angustiada por una reunión que tenías que preparar que has acabado limpiando toda tu casa en vez de preparar la reunión? ¿Alguna vez has estado en un momento de tu vida tan estresante que has empezado a preocuparte en exceso por tu salud? ¿Y qué me dices de todas aquellas ocasiones en las que te enfadabas con tu pareja y lo acababas pagando con tu madre o viceversa?

Desplazamos nuestra preocupación a otros focos que nos parecen menos abrumadores. Sentir que gestionamos otras cosas que sí están bajo nuestro control **nos hace sentir una falsa tranquilidad el ratito que dura esa otra tarea que nos hemos impuesto**. Es como si nos dijéramos a nosotras mismas «No sé si podré con lo que me tiene tan asustada, pero al menos esto lo controlo».

Es bastante habitual que la mayor parte de las personas que acostumbran a sobrepensar sientan que nunca descansan del todo. Seguro que sabes de lo que hablo. Cuando parece que ya estás más tranquila respecto a tu relación de pareja, te empieza a preocupar en exceso tu trabajo. Muchas de las personas a las que acompaño en terapia han verbalizado una frase que es muy descriptiva sobre cómo sentimos que funciona el *overthinking*: «Parece que, cuando no tengo nada de lo que preocuparme, me lo busco yo».

El psicólogo estadounidense Richard Davidson, en su libro *El perfil emocional de tu cerebro*, explica que nuestro cerebro está más **enfocado en buscar posibles peligros y amenazas**

para poder sobrevivir que en encontrar el bienestar emocional, así que tiene todo el sentido del mundo que su objetivo sea el de detectar posibles amenazas para prevenirnos de futuros problemas. Si al funcionamiento de nuestro cerebro le sumamos nuestra tendencia a caer en las dudas recurrentes y obsesivas ante cualquier situación de estrés, miedo o incertidumbre, **entramos en un círculo vicioso de desregulación**, donde efectivamente pasamos de un tema a otro sin parar. **El temido bucle.**

Los factores que alimentan el bucle

Las personas, en especial las mujeres, **tendemos a ir de un pensamiento a otro con gran facilidad**. Acostumbramos a hacer bromas sobre las diferencias entre hombres y mujeres, dando por hecho que los hombres piensan menos o que son más pragmáticos que nosotras. Al escribir este libro, tuve claro que quería entender, en primer lugar, qué nos pasa a las mujeres para que sobrepensemos tanto y si es real, como siempre nos han dicho, que las diferencias entre hombres y mujeres también influyen en el *overthinking* y nuestra manera de gestionarlo.

Nos hemos incorporado al mundo laboral hace relativamente poco. Cada vez tenemos **más capacidad para elegir lo que queremos y eso a la vez supone tener que decidir muchas más cosas** —y, por tanto, **más carga mental**—. Tener más libertad para decidir nunca será algo negativo, y menos viniendo del pasado del que venimos. El problema está en que el papel de la mujer en los cuidados, en la crianza y en las tareas del hogar sigue estando muy vigente, a lo que hemos sumado una tarea adicional, que es trabajar fuera de casa. La cantidad de cargas que seguimos llevando hoy en día no ayuda a que nuestra mente pueda estar en calma. Siempre sentimos que algo se nos escapa y que tenemos que ir con cuidado. Debemos **estar pendientes de todo**, porque, si nos dejamos algo por el camino, **el descontrol empieza a asomar en nuestras rutinas** y sentimos que **nos podemos desbordar** de un momento a otro.

Cuando uno está tranquilo, sus cargas son coherentes con las horas que tiene el día y no tiene grandes responsabilidades, lo tiene mucho más fácil para descansar. En cambio, cuando vamos con el cortisol, la hormona del estrés, por las nubes, sobrepensar es lo mínimo que nos puede pasar. Para las mujeres, sobrepensar no es solo un mecanismo de protección, sino que muchas veces es un mecanismo de supervivencia. Sin sobrepensar, **quizá no llegaríamos a todo lo que tenemos por delante durante el día**. Así que una de las grandes diferencias entre hombres y mujeres actualmente sigue siendo la carga mental, directamente relacionada con el *overthinking*.

Otra circunstancia relacionada con las mujeres es **la maternidad**. Son incontables las veces en las que alguna persona a la que acompaño en su proceso terapéutico me ha comentado que se había sentido molesta con su madre porque sentía que no la escuchaba. Una de ellas, recientemente, me explicaba que, mientras le contaba a su madre que estaba preocupada por una reunión del día siguiente, ella le preguntaba qué iba a querer para comer, mientras rellenaba el agua del jarrón de la cocina. A raíz de escuchar este tipo de relatos tantas y tantas veces, empecé a hacer lo que más me gusta, buscar información sobre el tema y darle vueltas hasta encontrar una respuesta que me resonara. Son varios los estudios que hablan sobre la maternidad y la falta de atención y de memoria. Las mujeres, una vez han sido madres, se someten a un *multitasking* constante que genera una sobrecarga en su capacidad de atención. En las primeras etapas de la maternidad puede parecer obvio que esto suceda, ya que todo el foco de la mamá pasa a estar en satisfacer las necesidades del bebé. Esto nos hace entender que queda poco espacio para todo lo demás. Y, aunque se habla de cierta recuperación a lo largo de los años conforme los niños crecen, sigo viendo a mujeres que llevan demasiadas cosas encima y que no pueden parar de hacer y producir, sin tiempo para el descanso o para una mente en paz. Probablemente, una sobrecarga que ya venía de antes de la maternidad, pero que ahora se ha multiplicado.

En cuanto a las diferencias en el cerebro entre hombres y mujeres, hay varios estudios que hablan de ello. La conclusión principal a la que se ha llegado es que las mujeres tenemos una mayor conexión entre la amígdala y el córtex prefrontal. La amígdala es la estructura de nuestro cerebro encargada de las emociones y es la que envía la información sobre nuestro miedo y ansiedad a otras estructuras superiores, mientras que el córtex prefrontal es conocido por ser el centro de la personalidad, ya que se ocupa de dar las respuestas a esa emoción que luego nos permitirán actuar en coherencia con esa alerta que hemos recibido. Esta conexión facilita que las mujeres tengamos **más regulación emocional y eso genera también más tendencia a la rumiación**. Los estudios hablan también de ciertas diferencias a nivel hormonal que influyen en las distintas estrategias de afrontamiento que usaremos hombres y mujeres: mientras los hombres optan por estrategias más conductuales, nosotras acostumbramos a utilizar recursos más reflexivos e introspectivos.

Resulta evidente que todas estas diferencias entre nosotros están altamente potenciadas por la cultura en la que hemos crecido, el contexto social en el que vivimos y la educación emocional que hemos recibido, así como los roles de género en los que nos hemos basado para establecer nuestra supuesta normalidad. Por lo que, sí, puede que las mujeres sobrepensemos más que los hombres, pero me gusta pensar que esto puede alcanzar cierto equilibrio en los próximos años.

Lo que pasa en nuestro cerebro cuando entramos en bucle: los pensamientos liana

Las experiencias que hemos ido viviendo a lo largo de los años han quedado grabadas en nuestro cerebro. Todas estas vivencias, emociones y sensaciones están conectadas entre sí. A veces, puedes estar comiendo unos macarrones deliciosos y, de repente, recordar el día en que tu amiga te dijo que los macarrones eran su comida favorita para después enlazar con una experiencia traumática que tuviste en la consulta de una nutricionista. Nuestra mente va enlazando con todo aquello que nos ha hecho sentir de una determinada manera y, por este mismo motivo, a veces podemos vernos muy abrumados ante cosas pequeñas, ya que no solo estamos conectando con el aquí y el ahora, sino con muchas otras experiencias vitales. Según

Richard Davidson, todas aquellas emociones que no hemos podido regular de manera adecuada por falta de herramientas de gestión emocional han ido quedando grabadas en nuestro sistema nervioso, fomentando el sobrepensamiento como mecanismo de supervivencia para gestionar el dolor.

Como te decía, **la mente va haciendo sus propias conexiones y, a veces, podemos quedarnos enredadas en ellas**. Si no tomamos conciencia de este pensamiento «en liana», podemos pasar muchos minutos recordando experiencias de nuestra vida y olvidarnos por completo de lo deliciosos que estaban los macarrones. O incluso puede pasarnos con cosas mucho más importantes. Podemos estar discutiendo con nuestra pareja porque se ha olvidado de cerrar la puerta con llave y, de repente, acordarnos de esa expareja que tanto daño nos hizo.

Los pensamientos liana son pensamientos que nos van haciendo pasar de una idea a otra.

Imagina que tu mente es un bosque y tus pensamientos son las lianas que salen de los distintos árboles. A veces podemos sentir que nuestra mente funciona literalmente así: como si nos desplazáramos de una rama a otra sin poder parar.

Si no somos conscientes de cómo nuestra mente divaga hacia experiencias pasadas constantemente y luego vuelve a conectar con el aquí y el ahora, es probable que nuestro enfado se multiplique sin darnos cuenta de que no tiene nada que ver con lo que está ocurriendo realmente en el presente y acabemos pagando con nuestra pareja actual lo que nos hizo la pareja anterior.

Sigmund Freud, en su obra *El yo y el ello*, explicó que todas las emociones que hemos ido reprimiendo no desaparecen, sino que quedan almacenadas y pueden resurgir de distintas maneras después. Podemos haber intentado encerrar durante mucho tiempo todo aquello que nos duele para que deje de hacerlo, pero nuestro cerebro se encargará de que, en algún momento, esa emoción vuelva a salir. Y créeme si te digo que eso es lo mejor que nos puede pasar, **porque solo lo que está encima de la mesa se puede moldear.**

«Yo siempre he sido así»: la personalidad

Nos hemos acostumbrado a identificarnos con nuestros propios síntomas. Solemos justificar todo aquello que nos pasa pensando que forma parte de nosotros, de nuestra personalidad. Para mí, ha sido todo un descubrimiento aprender sobre modelos de psicología que nos permiten entendernos a nosotras mismas de otra manera, dejando de identificarnos con el síntoma y comprendiendo que solo es una respuesta a vivencias que hemos tenido a lo largo de nuestra vida.

El famoso «yo soy así» tiene sus limitaciones.
Lo que nos ocurre forma parte de nosotros,
pero no nos define.

Hay personas que te dirán que lo que nos define es lo que hacemos con lo que nos pasa. No estoy del todo de acuerdo con esta apreciación. Para mí, lo que nos define es un conjunto de muchas cosas. Nuestra personalidad se construye a partir de las experiencias vitales que hemos atravesado, los afectos que hemos recibido, los diversos aprendizajes que hemos acumulado, nuestro desarrollo neuropsicológico, las vivencias traumáticas que hemos experimentado, la mirada del otro y su validación o invalidación, pero, sobre todo, **a partir de cómo hemos integrado o no todas estas experiencias emocionales en nuestra vida**.

Hay ocasiones en las que nos identificamos con nuestros síntomas porque forman parte de lo que nos gusta ver de nosotros. Aunque suene paradójico y muchas veces te hayas criticado duramente por sobrepensar tanto, seguro que muchas otras has recibido validación por parte de los demás por ser una persona sensata, racional, que piensa las cosas y que siempre se anticipa. **Nuestra autoestima se construye con la mirada del otro en primer lugar.** Podemos haber sido tan validados por ser racionales que, ahora, nos cueste soltar esa forma de funcionar. Como te decía antes, sobrepensar es un mecanismo de defensa, y estos aparecen ante la inseguridad. Así que, aunque nos resulte difícil de creer, nos cuesta mucho soltar el *overthinking* porque en el fondo creemos que hacerlo nos volvería a hacer sentir inseguras o rechazadas.

Como te decía en las primeras páginas del libro, aquí no encontrarás soluciones mágicas sobre el *overthinking*, pero tampoco quiero que te asustes pensando que estás condenada a vivir con ello. Existe una forma de conseguir que el *overthinking* deje de tener ese papel tan crucial en nuestra vida, aunque no vaya a desaparecer:

Trazar un nuevo camino de regulación emocional, para encontrar la seguridad que no tuvimos en su momento.

Desarrollando otro tipo de herramientas de gestión emocional que nos **permitan integrar todas las emociones** que experimentamos a lo largo de la vida, podremos dejar de intentar **huir del dolor y darle un espacio a este para que conviva con nosotros sin necesitar controlarlo**.

2

LOS DEMÁS NO PIENSAN TANTO

Conocer y revisar nuestra historia de vida es importante para esclarecer lo que sentimos hoy. **Aun así, nos sigue asustando a veces mirar atrás.** Tenemos la impresión de que, si lo hacemos, nos quedaremos estancadas en el dolor. Siempre que empiezo un proceso de psicoterapia con alguno de mis pacientes, percibo su miedo a remover lo que ya ha pasado. Y es normal. Eso también me ocurrió a mí. Recuerdo las palabras de mi psicóloga cuando me dijo que, como al inicio íbamos a hablar mucho de mi infancia y mis vivencias, era probable que me sintiera un poco peor de ánimo durante las primeras semanas o meses del proceso. Tiene sentido si te paras a pensarlo.

Recordar lo que hemos vivido nos puede hacer sentir emociones que creíamos enterradas y olvidadas.

Es lógico que nos asuste y es normal también que creamos que nos puede desestabilizar, pero, si lo hacemos con tacto, compasión y autocuidado, volver atrás en el tiempo nos ayudará a entender mejor nuestro presente.

Sin embargo, **esto no significa que debamos leer nuestro pasado de una manera literal, o, al menos, no siempre**. Si, por ejemplo, ahora rumias mucho sobre tu salud, no implica que hayas tenido problemas de salud ni que hayas vivido dificultades de este tipo en tu entorno cercano. Puede que, simplemente, hayas tenido una familia que daba mucha importancia a pensar en las consecuencias. No siempre necesitamos explicaciones concretas de lo que pasó, sino hilar una historia, una narrativa que le dé sentido a nuestra vida y a nuestra manera de sentir las emociones. **Entender lo que hemos ido atravesando para entender cómo funcionamos me parece una de las grandes claves del autoconocimiento.**

Y, para ello, debemos empezar por comprender quiénes fueron nuestros referentes, cómo funcionaron ellos, cómo nos ayudaron —o no— a ver y entender el mundo que nos rodeaba y cuáles fueron sus principales enseñanzas. Porque, a veces, **no es tan importante lo que nos ha pasado, sino con quién estábamos cuando pasó y cómo nos sentimos entonces**. Cuando nacemos, dependemos totalmente de las figuras de referencia que tenemos en ese momento. Si lloramos porque tenemos sueño o hambre, son ellas quienes tienen que entender qué es lo que necesitamos y saber dárnoslo. Dependemos de que los adultos que nos rodean sepan vernos y lo que estamos pidiendo. Y, quizá, sacudiendo un poco nuestra historia de vida y la de aquellos que nos rodean, logremos dar respuesta a la pregunta del millón: **¿por qué yo sobrepienso más que los demás?**

La historia de nuestra infancia y nuestro sistema de apego

La **teoría del apego**, desarrollada por John Bowlby, psicoanalista inglés, entre los años 1969 y 1980, nos habla de la importancia de las experiencias tempranas y las figuras vinculares que tuvimos en nuestro desarrollo como adultos. Este autor nos explica que el sistema de apego es el **conjunto de reacciones emocionales y de conducta que nos ayuda a establecer vínculos con los demás**, especialmente en la infancia, pero que también tendrá un impacto importantísimo en cómo nos relacionaremos de adultos con los demás.

Un bebé lleva a cabo conductas que buscan la respuesta de sus padres. Llorar cuando necesitamos comer o dormir, balbucear o sonreír y que nuestras demandas sean atendidas nos hace sentirnos cuidados. El sistema de apego se activa especialmente en los momentos en los que, como niños, necesitábamos seguridad y la manera en la que respondieron nuestros cuidadores impactó en nuestra capacidad de sentirnos seguros y confiados. El estilo de apego nos habla también de **cómo será la capacidad de regulación emocional que habremos adquirido y de la forma en la que tenderemos a vincularnos** con los demás.

Para entender mejor este impacto, y siguiendo con la teoría del apego de **John Bowlby** y las aportaciones posteriores de **Mary Ainsworth** (1965), **Mary Main** y **Judith Solomon** (1990), hoy hablamos de **cuatro estilos de vinculación**:

- **Apego seguro.** Sus cuidadores estuvieron atentos, fueron sensibles a sus necesidades, respondieron rápido a ellas y estuvieron pendientes de sus reacciones, por lo que el niño tiene una base segura para explorar el mundo, sabe que puede contar con su figura de referencia cuando la vuelva a requerir. Imagina a un niño que puede jugar con sus amigos en el parque porque, cada vez que se gira, se encuentra a su adulto de referencia (figuras con las que desarrollamos un **lazo de afecto profundo en edades tempranas**) pendiente de él, a la vez que le da su espacio para que juegue con otros. Sabe que puede jugar y que, cuando vuelva, podrá explicarle todo lo que ha sucedido en ese ratito porque le escuchará atentamente.

En la edad adulta podría verse como una persona que pide ayuda cuando la necesita, que se comunica y confía en los demás.

- **Apego inseguro evitativo.** El niño evita la cercanía emocional porque no confía en que sus referentes estarán ahí para satisfacer sus necesidades emocionales tras haber experimentado situaciones en las que ha aprendido precisamente eso. En este caso, el niño que está jugando en el parque no le explicaría a su adulto de referencia que un amigo lleva días tratándolo mal y despreciándolo, porque siente que el adulto no va a escucharle o entender lo que necesita de él. Quizá porque está acostumbrado a sentirse invalidado o juzgado por su parte con frases como: «Eso son cosas de niños, no tiene importancia», «Cuando seas mayor, ya verás que eso son tonterías», «No es para tanto»...

  Como adulto, sentirá que tiene que lidiar con sus propios conflictos él solo porque no confía en que nadie pueda acompañarle en su dolor.

- **Apego inseguro ansioso.** El niño busca constantemente la cercanía de su figura de apego, pero lo hace con ansiedad y dificultad para calmarse, ya que no confía en que esa persona estará disponible emocionalmente para él de manera continua. En este caso, veríamos a un niño que, tras haberse separado de su madre durante las horas de clase, llora desconsolado al reencontrarse con ella. La ha echado de menos pero, a pesar de que esta intente calmarlo, él no se tranquiliza. Sigue preocupado por no recibir lo que necesita, ya que ha aprendido que a veces su madre lo calma y otras se incomoda ante su llanto. El niño no aprende a regular sus emociones y se siente ansioso ante su dolor.

  Como adulto, puede que requiera que su pareja le recuerde constantemente que le quiere y que, aunque esto ocurra, no se sienta seguro del todo.

- **Apego desorganizado.** El niño percibe comportamientos y emociones contradictorios por parte de su cuidador principal; se encuentra, por tanto, en un entorno muy poco consistente o caótico en el que es difícil encontrar directrices claras y saber a qué atenerse. Un ejemplo sería un niño que se queda bloqueado cuando su cuidador principal entra en escena. Puede mostrar conductas de miedo o de cierta parálisis porque no sabe cómo reaccionar ante su figura de apego, ya que la misma persona que le consuela es la que le infunde miedo a la vez.

  Como adulto, puede que busque el contacto con los demás, alejándose de ellos cuando lo consigue, sintiéndose muy confuso en las relaciones cercanas y profundas.

Cuando escuchamos hablar de esta teoría, es fácil alarmarse y pensar que, si como padres nos equivocamos en cualquier momento, generaremos un impacto emocional en nuestros hijos que ya no tendrá solución. O quizá, como hijas, recordemos un momento concreto y aislado, y entremos en alerta por cómo fue nuestra infancia. Pero esto no es así. Para que se forme esta base insegura o desorganizada, debe haber una repetición en las fallas hacia las necesidades del niño. **Los momentos puntuales no son los que forman un estilo de apego u otro. Es la reiteración de estos la que genera el impacto y daño en nuestra sensación de seguridad.**

Si hasta ahora habíamos visto cómo desarrollábamos durante la infancia uno u otro estilo de apego, los investigadores estadounidenses Mikulincer y Shaver (2007), en su artículo «Adult Attachment Strategies and the Regulation of Emotion», encontraron que, en nuestra etapa adulta, un estilo de apego inseguro se define a través de **la ansiedad** y **la evitación**. En este caso, la ansiedad es el grado en el que las personas nos preocupamos por nuestros vínculos, nuestro miedo a ser abandonadas, ser traicionadas, a sentir que no somos suficiente para los demás o que estos no estén disponibles para nosotras. En cambio, la evitación es la dimensión que refleja nuestra desconfianza hacia los demás, nuestra preferencia por sentirnos independientes y la distancia emocional que podemos generar respecto a otras personas, evitando así la intimidad con ellas.

Cuando hemos podido desarrollar un **apego seguro**, los niveles de ansiedad y evitación son bajos. Las personas que tienen confianza en sus vínculos cercanos se sienten seguros siendo interdependientes y, a la vez, se sienten cómodos estando cerca de las personas a las que aman.

Por otro lado, **las personas con un estilo de apego inseguro evitativo podrán presentar una evitación alta y ansiedad baja**. Por tanto, ante la inseguridad, responderán con distancia emocional, potenciando su independencia o incluso evitando el vínculo que les produce esas sensaciones. Cuando hemos aprendido a gestionar así nuestro miedo a que nos hagan daño o a volver a sentirnos poco vistos y atendidos, los mecanismos de defensa que se activan se basan en recuperar la libertad y la autonomía, porque es lo que sentimos que podemos hacer para volver a sentirnos seguros.

Algunos de los bucles de pensamientos más habituales en este estilo de apego son los siguientes:

- Me parece que no le quiero; si no, no me sentiría así de agobiada.
- ¿Esto que siento es estar enamorada?
- Siento que cuando tengo pareja me ahogo y no tengo la autonomía y libertad que necesito.
- No quiero tener compromisos con nadie. El compromiso me quita libertad, y yo necesito sentir que puedo hacer lo que quiera sin que nadie dependa de mí.
- No sé si decirle que le quiero, porque no tengo claro que lo que siento sea amor.
- No le cuento a nadie cómo me siento porque no sabrán ayudarme.
- Me siento solo aun cuando tengo pareja o a mis amigos. Siento que, en realidad, no puedo contar con nadie que no sea yo mismo.

- Si me molestan tantas cosas de mi pareja y a menudo consigue ponerme tan nerviosa es porque, en realidad, no le debo de querer tanto.
- Siempre acabo viendo imperfecciones en los demás que hacen que me desencante.
- Creo que estaba más enamorada de mi expareja que lo que estoy de mi actual pareja, aunque en su momento no supe sentirlo así.
- Creo que las relaciones no están hechas para mí. Me gustaría tener una relación sana, pero a la vez siento que me resulta imposible encontrarla.

Las personas con un estilo de apego inseguro ansioso, en cambio, **mostrarán una alta ansiedad y una baja evitación.** Eso significa que pueden sentir mucha más necesidad de cercanía, preocupación por las relaciones y un excesivo miedo al rechazo. Lo que encuentro habitualmente en consulta, cuando trabajo con personas que han aprendido a temer en sus relaciones posibles abandonos o rechazos, es que acostumbran a pasar gran parte de su tiempo sobrepensando sobre lo que la otra persona puede estar sintiendo, analizando cada pequeño cambio de tono en el otro, sus gestos y cada acto que realiza. Es como si, de repente, nos pusiéramos las gafas de detective y buscáramos cualquier alerta o pequeño indicio en el otro que nos permitiera predecir qué va a pasar en esa relación.

- Le noto raro, ¿se habrá cansado de mí?
- Creo que ya no me da los mismos besos que antes, ¿será que ya no estamos bien?
- ¿Cómo puedo saber si me quiere tanto como le quiero yo?
- ¿Habré hecho algo que le pueda molestar y por eso le noto más distante?
- Si no me responde los mensajes rápido es porque le doy igual.
- No pasa tanto tiempo conmigo porque prefiere a otras personas antes que a mí.
- Si hago algo mal, me dejará por alguien mejor que yo.
- Si le digo lo que siento, pensará que soy muy exagerada y le agobiaré.
- ¿Estoy dando demasiado en la relación? ¿Recibo lo mismo por su parte?
- ¿Y si de aquí a un tiempo ya no me quiere como antes?
- Él dice que me quiere, pero yo noto que no tanto como lo hacía antes, que hay algo que nos está pasando y está empeorando la relación.

Las personas que tienen esta predisposición a sentir ansiedad respecto a sus vínculos normalmente llegan a consulta diciendo que, cuando están sin pareja, se sienten mucho mejor.

Es normal: cuando no hay nadie a quien querer, no hay nada a que temer.

También debemos tener cuidado con etiquetarnos y dar por hecho que, como nuestras vivencias nos llevaron a sentirnos inseguras ante los vínculos, ahora estamos sintiendo todo este miedo simplemente por nuestras propias heridas. **Puede que muchas de las veces que nos sintamos inseguras sea porque realmente estemos ante personas poco predecibles, emocionalmente no disponibles o caóticas.** Es importante también analizar a quién tenemos delante, cuál es su funcionamiento y su manera de querernos, para entender mejor por qué nos estamos sintiendo así.

Es lo que le ocurría a María, que empezó su proceso de psicoterapia porque tenía la sensación de que, aunque lo tenía todo para ser feliz, no lo era. Estaba cómoda en su trabajo, con su familia y sus amistades, y consideraba que todo en su día a día era estable. Pero se sentía muy angustiada en lo referente a su relación de pareja y tenía muchas conductas de control. No entendía por qué en el resto de las áreas de su vida era una persona funcional, segura de sí misma y con las ideas claras, y, en cambio, en su relación de pareja se sentía tan pequeñita e insegura. **Ella lo atribuía a un problema de autoestima.** Estaba convencida de que, si se sentía insegura en su relación de pareja, era porque no se quería a sí misma lo suficiente.

Cuando empezamos a revisar su historia juntas, pronto vimos que, en realidad, el auténtico problema poco tenía que ver con la autoestima. María era consciente de su valor, se sentía segura de su identidad y de todo lo que había construido. Pero en la historia de su vida el abandono estuvo presente. Perdió a su padre cuando era muy pequeñita y, desde entonces, le costaba mucho regular todo lo que tuviera que ver con volver a perder a alguien. Sabía lo que era que alguien a quien quieres te abandonara y sufría mucho intentando controlar que eso no volviera a sucederle. Su padre no la había abandonado en sentido estricto, había fallecido, pero el sentir interno puede ser muy parecido. Esa niña que no supo qué hacer con aquellas emociones es ahora una adulta que siente que el control se le escapa de las manos cuando ama a alguien. Porque ese alguien puede irse en cualquier momento, desaparecer, y ella ha aprendido a estar sobrepensante e hipervigilante ante todo lo que hace esa persona para evitar sentirse, de nuevo, abandonada.

Es importante que revisemos nuestra historia relacional.

A veces, nos confundimos pensando que nuestro problema siempre está en nuestra autoestima, en cuánto nos hemos aprendido a amar. Y, en realidad, son **las vivencias que nos han tocado, cómo las hemos experimentado y con quién** lo hemos hecho lo que **hace que nos sintamos mejor o no con nosotras mismas**.

María había luchado durante mucho tiempo contra lo que sentía. Se juzgaba y consideraba que tenía un problema, que no estaba gestionando bien las cosas. Le generaba mucho rechazo verse sobrepensando tantas horas y no le gustaba la idea de que estaba intentando controlar a su pareja, lo que solo conseguía acrecentar el hilo de pensamientos que llenaba su cabeza.

Puede que a ti también te haya pasado o que hayas vivido algo muy parecido. A menudo, **luchamos contra los síntomas que experimentamos y deseamos con todas nuestras fuerzas que desaparezcan**. Yo misma he batallado con ello durante años y, precisamente por eso, considero tan importante revisar nuestra historia relacional. Creo firmemente que la única manera de mirar con compasión lo que nos ocurre es darle un sentido distinto al que le hemos dado hasta ahora. Quizá, tras tantos años diciéndonos «lo estoy haciendo fatal», podamos entender que, en realidad, lo estábamos haciendo como podíamos con los recursos a nuestra disposición.

También quiero dedicar unas líneas a dejar algo claro. Durante los últimos años ha habido mucha sobreinformación sobre el apego y sobre psicología en general. Es probable que, si esta información ha llegado a ti sin un acompañamiento profesional que la estructure y te la explique como es debido, te hayas angustiado mucho.

El estilo de apego no es una mancha en nuestro expediente, ni un trastorno ni algo a erradicar.

El estilo de apego se repara y es importante que lo tengas en cuenta antes de continuar leyendo. Haber construido un estilo de apego con más tendencia a la inseguridad no significa que haya algo en ti que no está bien, sino que habla de cómo has aprendido a responder ante la vinculación con otras personas.

Te pongo otro ejemplo para que podamos ver toda esta información de una manera más esperanzadora. Personalmente, yo he tenido siempre una tendencia más bien evitativa. Sé de buena mano que a veces las personas que tenemos esta tendencia estamos un poco mal consideradas. En ocasiones, por desconocimiento, se nos atribuyen características que poco o nada tienen que ver con el estilo de apego, como ser personas frías o poco cercanas con nuestros seres queridos. En mi caso, puedo decir que soy una persona muy cercana a mis seres queridos, los cuido mucho y me responsabilizo de mis emociones.

Pero es cierto que, durante muchos años, **esta tendencia más bien evitativa me ha generado ciertos conflictos en mis relaciones**. Cuando me enfadaba, no lo decía o no decía el motivo exacto por el que me había molestado por miedo a ser rechazada o invalidada. Cuando sentía que necesitaba más por parte de ciertas personas, me distanciaba en lugar de intentar resolverlo. A menudo, sentía que las relaciones de pareja no estaban hechas para mí y, en muchas otras ocasiones, he llegado a pensar y a creer que los demás no eran tan confiables como lo era yo. Sé que te había prometido que te iba a explicar esto para darte un poco de esperanza y que parece todo lo contrario, pero créeme cuando te digo que yo ya no me reconozco apenas en nada de todo esto que te estoy contando. Sigo siendo una persona que tiende a reflexionar mucho y a temer que la dañen, probablemente porque sigo siendo humana, pero he aprendido a gestionar mi mundo emocional de otra manera, mucho más abierta y cercana. Leer, informarme, acudir a psicoterapia y tener relaciones que me han enseñado que podía mostrar mis emociones sin condiciones me ha ayudado enormemente a encontrar formas de reparar aquello que en su momento aprendí que era mi mejor opción. **Así que estoy convencida de que tú también puedes recorrer tu propio camino para hallar la mejor manera para ti de hacer este cambio.**

La familia y sus aprendizajes

Tras haber visto cuáles son las implicaciones que tienen las figuras de apego en nuestro desarrollo y en la manera en que hemos aprendido a ver el mundo y las relaciones, ha llegado el momento de abordar también **qué puede haber pasado en nuestra familia para que hayamos aprendido**, entre otros mecanismos de defensa**, a sobrepensar** para sentirnos supuestamente seguros.

La familia es un sistema que se compone por personas que guardan parentesco y que, a su vez, comparten ciertas normas, valores o alianzas.

Cada persona que compone este sistema es única y tiene su propio papel, e influye en los demás miembros con los que comparte el vínculo.

No hay nada que ocurra dentro de la familia que no tenga repercusión para sus miembros. Que aparezca una persona nueva, que un hermano no se lleve bien con el otro, que una pareja rompa o no tenga buena relación influye en el bienestar del resto de los miembros, a veces de una manera más o menos directa que otras.

En cualquier sistema, **necesitamos sentir que hay un equilibrio para poder sentirnos seguros, ya que la falta de este nos puede dar la sensación de cierto caos, desorganización o falta de predictibilidad**. Por eso, cuando se producen cambios en la familia, tenemos que recuperar el equilibrio que se ha perdido. A las familias con más problemas de rigidez o dificultad emocional puede costarles mucho más adaptarse a los cambios, a una nueva realidad, que a las familias con más flexibilidad, conexión y regulación emocional.

Vamos a ver esto con un ejemplo. Imagina que ahora tienes una nueva pareja y quieres pasar más tiempo con ella que con otras personas. Una familia que entiende el cambio y se adapta a él entenderá que ahora probablemente no van a pasar tanto tiempo contigo como antes, porque tu vida ya no es como era entonces. En cambio, una familia que funciona con cierta rigidez te pedirá que sigas invirtiendo el mismo tiempo en ellos aunque ahora tu vida haya cambiado, querrán que todo se mantenga igual.

No podemos esperar que lo que ocurre en nuestra familia no nos afecte de manera directa ni nos condicione a la hora de relacionarnos con estas personas; a veces, incluso nosotras mismas necesitamos un tiempo de adaptación a los cambios que los demás nos proponen. **Recuperar el equilibrio tras los cambios, la distancia o la diferencia no suele ser inmediato.** Si nos encontramos bajo el yugo de una familia a la que le está costando respetar nuestros cambios y nuestras nuevas necesidades, es normal que caigamos en la idea de que debemos trabajar para que nos deje de doler lo que piensen de nosotras, lo que nos digan o hagan. Pero nuestro trabajo no tiene que ir tan dirigido a insensibilizarnos o dejar de sentir dolor cuando alguien no nos respeta como a trabajar nuestra autonomía y diferenciación del grupo.

Murray Bowen (1991), médico y psiquiatra estadounidense, estudió el concepto de **diferenciación**, que para mí ha supuesto un antes y un después en consulta. Según este, **cuando nacemos no nos damos cuenta de que somos personas diferenciadas de nuestros padres**, sentimos que somos un conjunto, un todo. Conforme va pasando el tiempo, vamos siendo más conscientes de la existencia del mundo que nos rodea, de las personas de nuestro alrededor y de nuestra propia existencia como sujetos independientes, pero que comparten tiempo, vida e inquietudes con la gente de su alrededor.

Este proceso de diferenciación **puede no darse de la manera más sana posible, pues depende del funcionamiento del sistema familiar en el que estemos**. Si nuestros padres o cuidadores fueron sobreprotectores o tuvieron dificultades para confiar en que podríamos, poco a poco, ir subsistiendo por nuestra cuenta, es posible que interrumpieran este proceso de diferenciación y que este, por ejemplo cuando el hijo empieza a desarrollar ideas distintas a las de sus padres, haya sido visto como una falta de respeto por parte del hijo hacia los padres, en vez de como una necesidad de autonomía natural en los seres humanos.

Los padres que han centrado su crianza en la obediencia pueden tener grandes dificultades para aceptar este proceso de diferenciación en sus hijos, al igual que los padres que se muestran inseguros ante la separación de sus hijos. Los progenitores que no saben sentirse seguros en su independencia no se sienten seguros en la independencia de sus hijos.

Esta transición entre estar fusionados con nuestros padres a diferenciarnos de ellos es mucho más amplia de lo que pueda parecer, ya que supone **la creación y construcción de nuestra propia identidad**. Conforme vamos creciendo y diferenciándonos, vamos definiendo quiénes somos, qué valoramos y cómo nos vamos a relacionar con el mundo y las personas de nuestro alrededor. Por tanto, es imprescindible que en algunas etapas de nuestra vida, sobre todo en la adolescencia, y de manera progresiva, podamos separarnos emocionalmente de nuestras figuras de referencia para ir eligiendo qué aprendizajes de los que nos han enseñado queremos conservar, cuáles vamos a cuestionar porque ya no coinciden con nuestros valores y cuáles queremos transformar a su vez. En la etapa adulta, muchas de las decisiones y elecciones que hagamos tendrán que ver con cómo se produjo —o no— este desarrollo de la creación de nuestra identidad.

Las personas que no han podido hacer su propio proceso de diferenciación, porque este no ha sido permitido por parte de su sistema familiar o porque no se ha sabido llevar a cabo, sienten constantemente la confusión de **no saber cuáles son sus sentimientos y pensamientos reales**, ya que existe en ellas **una mezcla entre su propio mundo interior y el de las personas que las rodean**.

Carmen, por ejemplo, estaba cansada de escuchar «te equivocas» cada vez que hablaba con su padre. Él estaba muy acostumbrado a relacionarse con ella desde la posición jerárquica de padre de familia que sabe muy bien lo que necesita cada uno de sus hijos y le estaba costando mucho ver que Carmen demandaba comprensión, empatía y menos juicio por su parte. Cuando no veían las cosas de la misma manera o tomaban decisiones distintas, su padre sentía que Carmen se estaba equivocando y así se lo hacía saber. Cuando la hija decidió que era el momento de hacer el cambio de rumbo laboral que llevaba años deseando, su padre no supo entenderlo. Para ella, la posición de su padre era muy dura de sostener, y tener la impresión de que, con cada paso que daba, decepcionaba a su padre le dolía mucho. Durante muchos años Carmen había aprendido a creer que cada diferencia entre ellos era un error por su parte, una falta de criterio y una desobediencia. Fue un largo camino para ella descubrir que no estaba haciendo nada mal, sino que en su familia no se había podido trabajar la diferenciación.

Marc, en cambio, quería ir a vivir a otro país desde hacía mucho tiempo. Había iniciado una nueva relación y sentía que no podía seguir estando a distancia de su pareja si quería que las cosas funcionaran bien. Su madre no lo entendía. Ponía en duda que estuviera preparado para vivir tan lejos de su familia y le decía que no valía la pena irse del país por una pareja. Marc sentía que, si se iba, traicionaba a su familia. Esta situación le hacía cuestionarse constantemente cuáles eran sus valores, si realmente era un buen hijo y si quizá no estaba sabiendo gestionar su nueva relación si la priorizaba frente a su familia.

Estos conflictos familiares en los que podemos sentir que tenemos que elegir entre ser nosotras mismas o tener una buena relación con nuestra familia y ser bien vistos por su parte nos generan muchos quebraderos de cabeza. **Sin atravesar el proceso de diferenciación, es difícil que lleguemos a sentir una base sólida sobre nuestra idea de quiénes somos, qué queremos y qué es importante para nosotras.**

Una de las situaciones más difíciles en las que nos podemos encontrar con nuestras figuras principales de apego es tener que elegir entre ser amados por estas o tener nuestra propia identidad, ya que, generalmente, elegiremos ser amados a ser nosotros mismos.

Romper el molde de lo que nos han enseñado y construir el nuestro propio es imprescindible para crear nuestra propia identidad y para sentirnos seguros de nuevo.

Recuerdo una paciente, llamada Lola, a la que su madre le decía constantemente lo que debía hacer, cómo debía vestir y cómo tenía que gestionar su vida laboral. Lola había crecido pensando que todo lo que hacía era insuficiente, ya que su madre siempre la corregía. Pasaba días sobrepensando antes de tomar una decisión, porque le asustaba no tomar la correcta y que su criterio fuera erróneo. Hacía tiempo que quería dejar su trabajo y empezar un nuevo rumbo laboral, pero sentía que no podría hacerlo sin el permiso de su madre. Lola estaba acostumbrada a tener que pensar muy bien cada paso, ya que había crecido aprendiendo las lecciones de una madre que estaba permanentemente asustada por lo que le pudiera pasar. A veces vivimos la vida preparándonos constantemente para lo que pueda pasar, pensando y dando vueltas sobre cualquier posible resultado negativo, porque no hemos aprendido a tener confianza en nuestro criterio y en nuestra capacidad para gestionar lo que nos ocurra.

Antes de seguir, puedes dedicar unos minutos a hacerte las siguientes preguntas:

EJERCICIO

¿Sientes que tu familia respeta que opines diferente en situaciones cotidianas del día a día?

....

....

....

....

¿Crees que en tu casa se ha dado espacio a que puedas crear tu propio criterio?

....

....

....

....

¿Sientes que siempre has sido muy rígida con tus creencias y que te cuesta ver los matices de las cosas?

....

....

....

....

¿Cómo han gestionado el *overthinking* tus figuras de apego? ¿ Fueron personas que sobrepensaban?

....

....

....

....

¿Sueles juzgarte duramente cuando te equivocas o haces las cosas de manera distinta a como las harían las personas de tu alrededor?

....

....

....

....

¿Te cuesta saber cuál es tu opinión o criterio respecto a cosas que te suceden?

....

....

....

....

¿Sientes que siempre necesitas la opinión externa de los demás para validar lo que sientes?

....

....

....

....

¿Te cuesta demasiado confiar en ti y en tus propios recursos?

....

....

....

....

¿Te cuesta definirte a ti misma porque sientes que no te acabas de reconocer en tus actos o formas de pensar?

....

....

....

....

Hace unos años no me hubiera definido como una persona con las ideas claras, aunque mi entorno quizá sí lo hubiera hecho. No tenía claro quién era ni qué quería. Como ya te he ido contando, pasaba muchas horas dentro de mi mente, pensando y divagando, pero no había aprendido a gestionar mis emociones. Eso hacía que estuviera bastante desconectada de mí misma. Tampoco había hecho un proceso real de diferenciación con las personas de mi alrededor. Yo siempre había sufrido mucha ansiedad por separación cuando era pequeña. Sí, era la típica niña que se va llorando al colegio. No lo pasaba nada bien cuando me separaba de mis padres, eran mi zona segura. Y no había aprendido a sentirme segura lejos de ellos. Eso era, en cierto modo, un problema, pues lo pasaba francamente mal anticipando cada domingo que el lunes volvería al colegio. Poco a poco la situación se hizo un poco más llevadera para mí, pero no le guardo cariño alguno a mi etapa escolar.

Siempre he admirado mucho a mis padres y he tenido muy buena imagen de ellos. Eso ha hecho que a veces me haya «fusionado» con ellos. He querido pensar, actuar y ser como ellos. No he sido consciente de esto hasta que han ido pasando los años. Como adolescente, supongo que había un miedo inconsciente a dejar de verlos de esta manera. Sentía que, si me diferenciaba, los estaba dejando de admirar. Mis padres han sido siempre personas que miden mucho las consecuencias de sus actos y que intentan hacerlo todo bien, y creo que yo fui un claro ejemplo de cuando el alumno supera al maestro. **Me convertí en alguien que medía mucho cada uno de sus pasos. Eso me hizo una mente sobrepensante profesional, claro.** Seguramente buscaba su validación demostrando ser una persona muy responsable y cuidadosa, pero me pasé de frenada.

Me gusta hablar de mi realidad porque quiero que sepas que no estás sola, incluso aunque tú no hayas vivido la diferenciación como yo. Quizá a ti no te daba miedo dejar de admirarlos y lo que te asustaba era que se enfadaran contigo o que te juzgaran. Pero nuestros miedos, sean del tipo que sean, son igual de válidos e importantes.

Darles voz, escucharlos y descubrir cómo han surgido nos ayuda a entender que necesitamos dar pequeños pasos para sentirnos mejor.

Un recurso que podemos poner en práctica es preguntarnos a nosotras mismas **cuál es nuestra opinión**. Es un ejercicio que siempre recomiendo mucho a mis pacientes, porque creo firmemente que, a veces, lo sencillo es lo más útil. Puede parecer algo muy fácil, pero, si no has podido llevar a cabo este proceso de diferenciación con tus principales figuras de apego, es posible que en ocasiones no sepas contestar a la pregunta. No te preocupes, esto no es un *sprint,* es una carrera de fondo. Preguntártelo cada día te ayudará, aunque ahora lo veas muy lejos.

Para ver con más claridad en qué punto te encuentras en todo este proceso, te propongo la siguiente actividad:

EJERCICIO

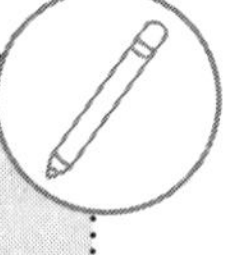

Escribe sobre ti. Cómo te describirías, cómo te consideras a ti misma, y enumera cuáles son las principales cualidades que te definen, según tu propia visión de ti. Luego escribe sobre cómo crees que los demás te han visto siempre. ¿Sientes que coincide? ¿Hay algo de ti que te gustaría que los demás vieran y no lo estás mostrando? ¿Qué aspectos te asusta que los demás conozcan de ti? ¿Qué facetas sientes que, aunque parece que te definen, no son tuyas? ¿Crees que la visión que han tenido los demás sobre ti ha hecho que no puedas ser auténtica? ¿En qué sientes que no lo estás siendo? ¿Qué sentido tiene, teniendo en cuenta cómo funciona tu familia, que tú sobrepienses las cosas como mecanismo de protección? Tómate unos minutos para hacerlo. Los ejercicios de reflexión que te propongo no tienen una respuesta única, pero son parecidos a lo que hacemos en psicoterapia: preguntarnos cosas para encontrar en nosotras mismas respuestas que nos ayuden a escribir nuestro propio camino.

Una infancia llena de matices

Las experiencias que hemos vivido a lo largo de nuestra vida también son relevantes para seguir construyendo una narrativa que nos ayude a entendernos mejor. No solo nuestras figuras de apego y nuestra familia han tenido una repercusión directa en cómo hemos aprendido a relacionarnos con nuestro mundo interior. Las vivencias que nos han tocado también pueden haber sido grandes detonantes de que el *overthinking* forme parte de nuestra vida.

Ya hemos hablado sobre la función que tiene este mecanismo de defensa y cómo este aparece a lo largo de nuestra historia de vida para ayudarnos a sobrellevar nuestros miedos e inseguridades. Más adelante te hablaré también de regulación emocional y de muchos de los factores que influyen en que hayamos aprendido a sobrepensar como recurso estrella. Pero ahora quiero que busquemos entre tú y yo **cuáles han sido las vivencias y momentos concretos de nuestra vida que nos han llevado a esto y en qué contexto nos hemos desarrollado**. Solo así podrás comprender de una manera mucho más personal qué sentido ha tenido única y exclusivamente para ti sobrepensar.

Pero antes de eso, quiero contarte algo que a mí me ayudó mucho a entender por qué yo había aprendido a sobrepensar tanto en lugar de sentir. Hace un año visité la consulta de una neuropsicóloga por primera vez. Yo llevo muchos años en psicoterapia, pero me sentía un poco estancada y quería probar otro tipo de terapia. Solo asistí a una sesión, porque me di cuenta de que no era el estancamiento lo que me hacía buscar a otra profesional, sino que, para variar, quería encontrar más respuestas que no existían. Con el tiempo he aprendido que, cuando tengo estos impulsos de escarbar más en mi vida, debo dejarme en paz, pero todavía tengo algún que otro tropiezo.

El caso es que acudir a la sesión con esa neuropsicóloga me ayudó a hacer lo que en psicología llamamos *insight*, o lo que comúnmente conocemos como «un clic». Cuando le expliqué mi historia de vida y lo que me preocupaba, que era nada más y nada menos que el *overthinking* habitual en el que estaba inmersa, ella se centró en preguntarme por mi etapa escolar. Como comentaba antes, tuve mucha ansiedad por separación y no me gustaba nada estudiar ni ir al colegio. La psicóloga me hizo una reflexión que me fascinó y que nunca se me había ocurrido. **«Cómo no ibas a estar sobrepensando todo el rato si aprendiste a pasar las ocho horas que duraba la jornada escolar pensando en irte a casa de nuevo y en estar con los tuyos».** Creo que pocas veces he integrado una información tan rápido. ¿Cómo puede ser que una información tan sencilla nos ayude tanto a entendernos?

Me había acostumbrado a bucear en mi imaginación para aislarme de lo que no me gustaba.

Pensaba en mi fin de semana con mis amigas mientras estaba en clase. Imaginaba historias para no conectar con la angustia de que al día siguiente tendría que volver al colegio. Y así ha seguido siendo durante muchos años. Me he refugiado muchísimo en mi mente para evadirme de mi incomodidad. **Y entender esto me ha ayudado a dejar de ver el *overthinking* como mi enemigo. Porque, sin él, quizá me hubiera sentido todavía más perdida.**

No todas las personas han necesitado evadirse de su vivencia escolar, pero quizá han vivido en su hogar un divorcio traumático. Otras puede que hayan sentido que su familia no estaba para ellas. También hay personas que han tenido que lidiar con enfermedades desde edades tempranas o con negligencias terribles. O quizá han tenido referentes que sobrepensaban mucho, daban muchas vueltas a cada pequeña cosa, y así han aprendido que esa era la manera de funcionar. **Sea por el motivo que**

sea, bucear en nuestra imaginación es un gran recurso que nos ayuda a evadirnos de nuestro aquí y ahora. Y puede que hoy, como adultas, sintamos que eso es parte del problema. Porque estar anclados a nuestro presente es una de las cosas que más tenemos que potenciar si queremos proteger nuestra salud mental, pero no olvidemos nunca que, en su momento, necesitamos evadirnos de él. Y no lo hicimos para hacernos daño, sino precisamente para protegernos.

Sobrepensar no tiene una sola causa.

En cada paso que vayamos dando juntas irás viendo que intentaré conectar el tema del que te hablo en cada capítulo del libro (amor, ámbito laboral, relación con el miedo y el malestar...) con la repercusión que ha tenido en tu vida y en tu manera de pensar. Pero es cierto que cada una de nosotras se habrá visto más afectada por una de estas causas que otra. Lo importante es que, cuando acabemos este recorrido juntas, puedas explicar cuáles son tus conclusiones sobre ti misma y tu historia con el *overthinking*.

Lo que necesité y no tuve: la mentalización de las emociones

Las respuestas que recibimos por parte de las personas de nuestro entorno cuando nos abrimos emocionalmente a ellas tienen un impacto directo en cómo apren-

demos a gestionar nuestras emociones. Imagina que llegas a casa después de un largo día de trabajo, le explicas a tu pareja lo cansada que estás y lo primero que te dice es que por qué lo estás tanto si hoy has trabajado menos horas. Puede que la intención de tu pareja no tenga nada que ver con invalidarte o con darte a entender que no deberías estar cansada, pero el mensaje que recibes es precisamente un «no deberías sentirte así», «si no trabajas muchas horas, no tiene sentido que estés cansada».

La mayor parte de las personas que pueden invalidarnos lo hacen sin ser conscientes de ello. La invalidación emocional ha sido el funcionamiento operante de una gran cantidad de personas. La educación emocional era prácticamente inexistente en generaciones anteriores, por puro desconocimiento la gran mayoría de las veces. Tu pareja puede que te pregunte los motivos de tu cansancio sin darse cuenta de que, al hacerlo, da a entender que no considera que tengas motivos para sentirte así. También alguna vez te habrás encontrado con una amiga que ha intentado animarte dándote mensajes positivos del tipo «No te preocupes por él, hay más peces en el río y tú mereces a alguien mejor». Es del todo probable que su intención no haya sido negativa, pero tú puedes haberte sentido muy poco comprendida ante este tipo de comentarios.

También hay casos en los que la invalidación no viene del desconocimiento, sino de la dificultad del otro para sostener emociones. Si no sé gestionar lo que siento, es fácil que caiga en el error de no tolerar lo que sientes tú. Si creo que mis propias emociones son mis enemigas y son las que hacen que yo me sienta mal, entenderé que las tuyas también son mis enemigas, puesto que son las que te hacen sentir a ti así. Eso no significa que, por mucho que esa invalidación se genere por falta de conocimiento o de inteligencia emocional, debamos pasarlo por alto.

Ahora imagina que toda tu infancia está llena de reacciones de este tipo. «¿Por qué estás triste si tienes a un papá y a una mamá que te quieren mucho?», «¿Por qué estás enfadada si lo único que te pide tu hermana es que compartas tus juguetes? No seas egoísta», «No deberías reaccionar así, eres demasiado sensible». Todas estas reacciones ante nuestros estados internos nos hicieron aprender a dejar a un lado nuestras emociones. Aprendimos a racionalizar lo que sentíamos porque no sabíamos sentirlo. Por tanto, es habitual que busquemos un motivo a todo lo que sentimos. Y normalmente nos funciona. Si buscamos motivos para justificar lo que sentimos, casi siempre los encontramos, sean estos los verdaderos o no. Es cuando deja de haber motivos aparentes y lógicos cuando empezamos a asustarnos y a entrar en el bucle constante de «¿Por qué me siento así si lo tengo todo para estar bien?».

Si te has reconocido en estas líneas y ahora sientes cierta angustia, déjame decirte que hay muchas cosas que podemos trabajar juntas para empezar a construir otra manera de relacionarnos con nuestras emociones. Déjame que te hable sobre la **mentalización**. Según Fonagy (1991), psicólogo y psicoanalista inglés que desarrolló la teoría de la mente, es la capacidad de comprender e interpretar el comportamiento de los demás y el nuestro, entendiendo a la vez los pensamientos, creencias, deseos y estados mentales que influyen en él. Un posible caso sería el de una mamá que, cuando ve a su hijo llorar, entiende lo que esconde ese llanto y se activa para dar respuesta a él. Por ejemplo, si sabe que es la hora a la que el bebé normalmente tiene hambre, responde dándole de comer.

Muchas veces, nuestras principales figuras de apego no han podido hacer este proceso de mentalizar nuestros estados internos. Probablemente porque no podían hacerlo con los suyos propios.

> Si nuestro referente no sabía entender su propio mundo emocional, es probable que no supiera comprender el nuestro.

Este proceso no solo lo necesitamos cuando somos niños, sino que, como adultos, seguimos necesitando mentalizar nuestras emociones. El primer paso en terapia, cuando hemos revisado toda nuestra historia, es aprender a ponerle nombre a lo que sentimos. Puede parecer muy sencillo, pero, cuando no hemos aprendido a conectar con nuestras emociones, ponerles nombre puede volverse muy complejo.

EJERCICIO

Una forma fácil de empezar a conectar con lo que sentimos en el cuerpo —y salir un poco del exceso de pensamiento— es incorporar este ejercicio en nuestra rutina diaria. Al hacerlo de forma regular, vamos aprendiendo a estar más presentes en nuestro cuerpo y a reconocer mejor nuestras sensaciones físicas y emocionales.

Piensa en...

- ¿Cómo ha ido el día? ¿Qué cosas han ocurrido?
- ¿Cómo has notado tu cuerpo? ¿Cómo te has sentido respecto a él?
- ¿Cómo te han hecho sentir los acontecimientos del día? Ponle nombre a cada emoción que has sentido.
- ¿Cómo te has acompañado durante el día en lo que has ido sintiendo? ¿Estas cómoda con tu acompañamiento?
- En caso de no estar cómoda con la gestión que has hecho de tus emociones, puedes preguntarte qué habrías necesitado de ti para atravesar estas emociones.

Si te cuesta ponerle nombre a lo que sientes, te invito a revisar esta **rueda de emociones** (la encontrarás en la página siguiente) para que tomes conciencia de cuál es el nombre que tiene cada estado interno que atraviesas.

No es necesario que estés revisando de continuo todo lo que sientes, no se trata de esto. Se trata de poder estar más conectada, en general, con los estados que vas experimentando a lo largo de los días.

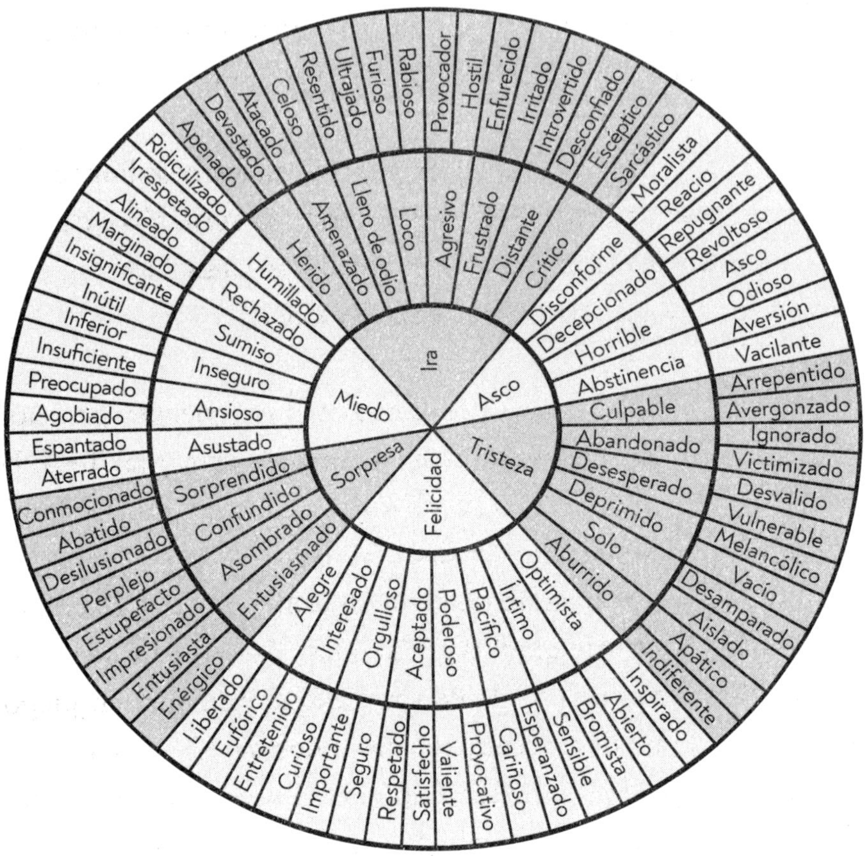

FUENTE: «Rueda de las emociones», Robert Plutchik

La imagen que tienes de ti misma

En consulta veo a diario a personas que se plantean por qué no se quieren lo suficiente y que intentan poner en marcha muchos rituales y decisiones para así conseguirlo de una vez por todas. He visto ejercicios de todo tipo en mi práctica clínica. Desde cartas a una misma o practicar el autocuidado hasta empezar un *hobby* nuevo. Y he llegado a la conclusión de que ninguno de ellos funciona sin una base que los englobe y estructure, y de que es imposible que nos queramos a nosotras mismas si no tenemos ni idea de quiénes somos o de lo que sentimos.

Por eso, para mí, el primer paso para reconciliarnos con nosotras mismas es permitirnos sentir lo que sentimos, saber nombrarlo y expresarlo como lo necesitamos.

Eso fue lo que trabajamos con Ariadna, que llevaba años luchando por quererse más. Llegó a consulta exhausta. Tenía la sensación de que ya lo había probado todo, pero seguía sin sentir que su relación consigo misma era sana del todo. Creía que la autoestima era su gran talón de Aquiles. En las relaciones acostumbraba a sufrir mucho por si estas dejaban de funcionar. En el trabajo se exigía ser la mejor, aunque estuviera en juego su descanso y su salud mental. Horas y horas dedicadas a cumplir con las expectativas de los demás. A su vez, se imponía estar tranquila y en paz. Había rumiado sobre todas las cosas que necesitaba hacer para sentirse mejor y, aunque las ponía todas en marcha, seguía sintiéndose mal con ella misma. Parte del trabajo que Ariadna tuvo que hacer, al igual que yo lo tuve que hacer a lo largo de mi proceso de psicoterapia, fue **exigirse menos y aceptar más lo que le ocurría**.

Muchas veces, el *overthinking* es resultado de buscar constantemente aquello que nos falta.

Lo he visto muchas veces a lo largo de mi trayectoria profesional. Quizá reconoces que sobrepiensas mucho en tus relaciones, en tu trabajo o incluso en tu salud. Pero pocas veces reconocemos que nos pasamos gran parte del día pensando en todo lo que deberíamos mejorar. Incluso pensar en cómo deberíamos dejar de sobrepensar puede acabar siendo un bucle de *overthinking* en sí mismo.

Una de las emociones que más pueden interferir en estar buscando constantemente lo que nos falta es, sin duda, mi amiga **la vergüenza**. La emoción de la vergüenza es la que nos hace sentir que hay algo en nosotras que no está del todo bien y que no vamos a cumplir con las expectativas de los demás. **Cuando la emoción de la vergüenza se adueña de parte de nosotras y convivimos con ella a diario, podemos entrar en una especie de bucle** en el que solo intentamos mejorar y dejar de fallar para ser al fin válidas para los demás y para nosotras mismas. Tras haberme fijado mucho en esta emoción y en cómo la vive cada paciente al que acompaño —con demandas relacionadas con su autoestima o con la relación que tiene con su forma de pensar y sentir—, me he dado cuenta de **que la vergüenza cede ante la compasión**.

Fue el psicólogo Paul Gilbert (2015) quien desarrolló la **terapia centrada en la compasión** tras observar a muchos pacientes con altos niveles de autocrítica y sentimientos exacerbados de vergüenza, y siento que descubrirla, una vez más, ha cambiado mucho mi forma de percibir el trabajo en consulta. Parte de lo que debemos hacer para sentirnos mejor con nosotras mismas es descubrir por qué sentimos que no somos suficiente. Y para ello es imprescindible revisar **qué feedback hemos recibido a lo largo de los años sobre nuestra personalidad, manera de sentir y de ser**.

Muchas de las personas que hemos tenido tendencia a sobrepensar hemos recibido comentarios del tipo «Les das demasiadas vueltas a las cosas», «No tendrías que tomarte las cosas así», «Eres demasiado sensible» o incluso «Eres muy exagerada». Las manifestaciones de rechazo o incomprensión no solo han hecho que aprendiéramos a sobrepensar para hallar una solución a nuestro problema, sino que ha provocado que nos sintiéramos avergonzadas por funcionar de determinada manera.

Hemos ido integrando poco a poco una mirada muy exigente y muy poco compasiva hacia nuestra forma de funcionar.

Seguro que recuerdas cómo te sentiste cuando tu amiga te dijo que tu problema era pensar tanto. O cuando tu pareja te dijo que, como te fijas tanto en todo, es normal que siempre estés enfadada. **Nuestra autoestima se forma a lo largo de los años a través de la mirada que los demás tienen sobre nosotros.** Cuando alguien ataca directamente nuestros mecanismos de defensa, nos sentimos profundamente avergonzados. Como si nos hubieran descubierto y hubieran impactado en el punto más débil de nuestra muralla. **¿Cómo vamos a sentirnos bien con nosotras mismas si seguimos mirando lo que nos ocurre como si fuera un defecto que resolver?** Necesitamos reconciliarnos con nuestra forma de examinarnos y evaluarnos, y también con nuestra propia vergüenza. Desarrollar una mirada compasiva, una vez más, no es un *sprint*. Vuelve a ser una carrera de fondo, como casi todo lo que te propongo en este libro. Es un viaje de por vida, un ejercicio diario. A continuación, te dejo algunos ejemplos de cómo puedes empezar a trabajarlo:

- **Permitiéndote** no limpiar si un día estás cansada y necesitas desconectar de tus obligaciones.
- **Hablándote con cariño** y dejando a un lado la idea de que «uno mejora dándose caña a sí mismo».
- **Mostrando comprensión hacia ti misma** el día que prefieres no ir a hacer deporte porque sientes que la semana ha sido agotadora.
- **Contextualizando** la conversación en la que quizá no has estado del todo acertada sin decirte a ti misma que eres un desastre por ello.
- Recordándote cada día que **mereces respetarte** aun cuando no lo haces todo bien.
- **Permitiéndote expresar lo que sientes** sin decirte a ti misma que deberías estar de otra manera.
- Aceptando que **habrá días que no podrás hacer nada de esto y, aun así, intentarás respetarte**.
- **Escuchando lo que sientes y necesitas** aunque no sea lo que te gusta sentir o necesitar.
- Recordándote cada día que **eres humana y que no necesitas demostrarle nada a nadie**.
- **Abrazando la vergüenza** sin intentar evadirte de ella. Dejándola estar mientras te repites que, aunque sientas vergüenza, no hay nada malo en ti.

En los siguientes capítulos, vamos a **indagar en cómo aparecen estas dudas en dos ámbitos frecuentes, el mundo de las relaciones y el trabajo**, para luego ahondar en nuestra relación con nuestros pensamientos y desarrollar herramientas que nos permitan dejar de dar vueltas, vueltas y más vueltas a todo, tomando las riendas de nuestra mente desde un lugar mucho más amable.

Si estás lista, ¡vamos a ello!

3

EL MIEDO A AMAR: LAS DUDAS OBSESIVAS EN LAS RELACIONES

¿Alguna vez has tenido dudas sobre tu relación de pareja? ¿Has pensado durante días que quizá lo que tenías no era suficiente? ¿Te has llegado a replantear incluso si lo que sentías era amor o amistad? ¿Te has visto a ti misma revisando lo que sientes hacia tu pareja todo el rato para saber si le quieres o no?

Si todo esto te ha pasado,
déjame decirte que no estás sola.

He observado a muchas personas en consulta sentirse de esta manera y, casi siempre, **este comportamiento sigue un mismo patrón relacional:**

Pensamientos recurrentes y en bucle sobre la relación

- Aunque **no encuentras motivos objetivos para dudar, no tienes claro** si lo que sientes por tu pareja es lo que deberías sentir o no.

- Cuando encuentras aspectos que no te terminan de gustar de tu pareja, no sabes **si son motivo suficiente para dejar o no la relación.**
- Sientes que **empiezas a fijarte en pequeñas cosas o en defectos del otro y que te quedas anclada** en ellos durante demasiado tiempo.
- **A menudo te cuestionas si tu pareja te demuestra lo bastante que te quiere** y si verdaderamente **sois compatibles o no lo sois.**

Imagina que tu pareja vive su profesión de una manera distinta a la tuya: tú vives para trabajar y él trabaja para vivir. En momentos en los que tu pareja te expresa cómo se siente en el trabajo, te das cuenta de que lo vivís de manera totalmente diferente y empiezas a preguntarte si es compatible contigo o no esta manera de vivir su ámbito laboral. O, por ejemplo, también puede ocurrirte cuando diferís en opiniones socioeconómicas, que en principio no tienen siquiera por qué afectar a vuestra relación y rutina, pero empiezas a plantearte si podéis ser compatibles pensando de modo distinto en ciertos aspectos. Otro de los bucles que más veo en consulta es el de cuestionar si lo que hacemos puede disgustar o acabar cansando a nuestra pareja. Podemos sentir que examinamos todo lo que hacemos por si puede acabar generando un problema en nuestra relación en el futuro. Todos estos bucles se generan sobre todo porque cuesta discernir si nuestro nivel de preocupación por el tema significa que la relación es suficientemente importante como para trabajar en ella; o, al revés, si deberíamos acabar con ella; o si, por el contrario, deberíamos pasarlo por alto, pues son diferencias que no tienen por qué suponer ningún condicionante en nuestra relación.

Conductas de evitación de las dudas obsesivas

- **Evitas situaciones o conversaciones que te generan dudas.** Por ejemplo, no hablas de temas laborales porque sabes que, si no te contesta de la manera que necesitas, te asaltarán dudas sobre tu relación.
- **Evitas tus propios pensamientos cada vez que aparecen**, queriendo hacerlos desaparecer. Intentas no pensar en ello y no lo hablas con nadie, como si sintieras que decirlo en voz alta lo convertiría en realidad.
- **Retomando el ejemplo anterior:** imagina que tu pareja decide no trabajar más horas de las que debe, porque siente que el trabajo es un instrumento que no le deja vivir su vida, mientras tú pasas horas y horas revisando todo lo que haces, buscando la perfección en todo aquello que te propones. Es posible que esto te genere malestar, creas que hay algo que no funciona bien en uno de los dos y acabes por evitar el tema para no conectar con el miedo que sientes al encararte con vuestras diferencias. O que ya no vas con tus amistades porque sabes que vas a comparar constantemente tu relación con la de otros amigos, así que prefieres evitar conectar con esas emociones y, por tanto, dejas de hacer esos planes que quizá os ayudarían a uniros como pareja.

Comprobaciones constantes sobre lo que sientes respecto a tu pareja

- **La sensación que puedes tener es muy parecida a la de ponerle trampas al otro.** Preguntar algo para ver si te gusta su respuesta, sacar un tema para ver si compartís valores de verdad o no, o incluso ponerte a prueba a ti misma mirando a otras personas para ver si te gustan más que tu pareja. Estas comprobaciones tienen una función: llegar a una conclusión sobre la pregunta inicial «¿Quiero o no quiero a mi pareja?».

Fases de luna de miel

- **Hay épocas en las que no se presentan las dudas y sientes que por fin te has aclarado**, pero al cabo de un tiempo vuelves a sentir algo parecido y a entrar en bucle, lo que refuerza la idea de que si vuelves a pensarlo es porque te has estado engañando durante todo este tiempo.

Uno de mis primeros pacientes fue un hombre —al que vamos a llamar Jorge— que tenía cuarenta años y llevaba unos ocho años separado. Él había empezado su relación muy joven, y su primer amor acabó siendo su mujer tras varios años. Jorge había convivido con las dudas sobre su pareja y con el patrón del que te he hablado prácticamente desde que su relación había empezado, y revisaba constantemente sus sentimientos. Se preguntaba si su relación era suficientemente sana, si seguía enamorado de su pareja, también por qué a veces no sentía tanto deseo hacia ella o por qué a veces se aburría si, en teoría, las personas que están enamoradas no se aburren juntas. Lo había vivido en silencio, porque le aterraba explicar esto en voz alta por lo que podía provocar en el vínculo. El hecho de no haber tenido ninguna relación de pareja previa le hacía preguntarse continuamente **hasta qué punto era normal sentir esas dudas cuando uno está enamorado**.

Las pocas personas a las que se lo contó le respondieron automáticamente que no era normal, que cuando quieres a alguien lo sabes y no tienes dudas al respecto. Aunque Jorge había hecho muchos años de psicoterapia, no había profundizado sobre el origen de esto que le ocurría. Los psicólogos con los que había hablado no habían hecho mención a esta parte de sus emociones y la habían pasado por alto, centrándose en otros ámbitos de su vida, como su obsesión por el trabajo, su predisposición a sufrir de ansiedad en sitios públicos y sus manías con el orden y el control. Probablemente tuviera mucho que ver que él se sintiera avergonzado de dudar de su amor y no quisiera expresarlo mucho.

Cuando acudió a mi consulta, me comentó que estaba abatido. En el momento en el que decidió separarse de su exmujer, estaba convencido de que era lo que debía hacer, porque sentía que no era normal dudar constantemente de su amor por ella y, por tanto, esas dudas le indicaban que tenía que poner fin a la relación. Lo que Jorge no esperaba es que sus siguientes relaciones estuvieran impregnadas de **las mismas dudas y miedos**. Fue cuando esto empezó a ocurrir cuando Jorge se dio cuenta de que había algo en él que necesitaba trabajar. Volver a experimentar lo mismo le hizo llegar a la conclusión de que el problema nunca fue su anterior relación de pareja, sino la relación que había aprendido a establecer con sus miedos ante la falta de control que uno puede sentir al amar: el miedo a que la relación fracasara y su desconfianza hacia su propio criterio, pues se veía incapaz de que una relación de verdad pudiera funcionarle a él, tan acostumbrado a medirlo y a racionalizarlo todo, y que estos miedos se presentaran en forma de duda constante y repetitiva.

A partir de conocer a Jorge tuve claro que quería aprender más sobre esto y conocer a más pacientes que lo hubieran experimentado y no entendieran lo que les ocurría. Sentía que necesitaba dar voz a algo que nos avergüenza y nos asusta: dudar sobre lo que sentimos y sobrepensar constantemente acerca de ello. Desde entonces, he visto a muchas personas pasar por experiencias parecidas, algunas más crudas que otras, y eso me ha permitido profundizar sobre lo que nos ocurre **cuando el sobrepensar, la racionalización, la desconexión emocional y la fusión con nuestros pensamientos han tomado el mando de nuestro mundo relacional**.

Lo que nos enseñaron y ya no nos sirve sobre el amor

¿Qué nos está pasando? ¿Por qué ahora dudamos más de nuestras relaciones de pareja? ¿Por qué nos cuesta tanto saber si estamos enamorados? ¿Las generaciones anteriores también dudaban tanto? **Hay muchas preguntas que me hago habitualmente para entender mejor lo que nos ocurre con esto de las dudas.** Ya vas viendo que esto de sobrepensar es una de mis aficiones favoritas. Creo que he llegado a algunas conclusiones tras ver a muchas personas en mi consulta con las mismas preocupaciones.

No leas nada de lo que voy a exponer como una crítica a lo que vivieron ellos. Soy de las que piensa que hicieron lo que pudieron con lo que tenían, igual que nosotros lo hacemos ahora, y que necesitamos contextualizar a las personas más que criticarlas. **Lo cierto es que venimos de generaciones que tenían unas normas muy claras sobre lo que era amar y estar en una relación de pareja. No había mucho espacio para la duda**, porque la duda era interpretada como una falta de amor. Y creo tener claro el porqué.

Piensa en cómo nuestros padres, familiares o adultos de referencia han gestionado las emociones. Piensa en qué te decían en casa o en el colegio cuando te enfadabas. «Las niñas buenas no se enfadan», por ejemplo. Ahora recuerda lo que te decían cuando estabas triste. Quizá algo parecido a «Tienes que pensar que hay gente que está peor que tú, no deberías estar triste con lo afortunada que eres». Te suena, ¿verdad? O cuando sentías envidia. «Si estuvieras segura de ti misma, no sentirías envidia hacia los demás».

Durante muchos años, **hemos leído las emociones de una manera muy concreta**:

- **Las hemos clasificado como morales o inmorales.** Si sientes rabia, envidia o celos es porque eres «una mala persona» o porque tienes «malas intenciones». No había espacio para sentir sin sacar conclusiones sobre tu ética personal.

- **Las hemos tomado de manera literal.** Si te sientes triste, es porque no valoras tu vida. Si hoy sientes que estás tan enfadada que maldices en tus pensamientos a alguien, es porque le deseas lo peor del mundo a esa persona. No nos explicaron del todo bien que podíamos sentir emociones que invadían mucho nuestro sentir y que eso no significaba que lo que pensábamos mientras esa emoción convivía con nosotros tuviera por qué ser la totalidad de lo que sentíamos.

  Simplemente, en ese momento concreto, sentíamos con más potencia esa emoción que otras. Detrás de esa tristeza, también puede haber enfado u otras emociones que son más complejas o menos visibles. Por ejemplo, cuando estamos muy preocupados por una entrega que debemos hacer, podemos sentir con más intensidad la tristeza de haber discutido con nuestra pareja, ya que podemos sumar varias emociones a la vez y que una influya en la otra. Las emociones pueden mezclarse entre ellas y, precisamente porque nos cuesta reconocerlo, a veces intentamos leerlas de forma literal, entender exactamente su origen, cuando a menudo son la suma de varias cosas a la vez.

- **No hemos permitido la integración de varias emociones «contradictorias» a la vez.** Puedo estar triste hoy y a la vez agradecida de la vida que tengo, no es incompatible. Durante muchos años hemos entendido que, si sentías una cosa, no sentías la otra. Puedo querer a mi pareja y a la vez dudar. Porque el miedo y el amor son compatibles. O, por ejemplo, puedo estar muy enfadada con las demandas de mi jefa y a la vez sentir que estoy en el puesto laboral en el que siempre he querido estar. De hecho, es una constante en nuestra vida, sentir que convivimos con varias emociones a la vez, y lo más complejo es darles lugar a todas y no solo centrarnos en una. Es precisamente cuando intentamos quedarnos solo con una parte de lo que sentimos, cuando le restamos complejidad, cuando perdemos la perspectiva de todo nuestro sentir. Es como si nos quedáramos solo con una parte de un cuadro que tiene muchos elementos a su vez, perdiéndonos parte de la integración que necesitamos para entendernos mejor y así poder acompañar nuestras emociones.

- **No hemos visto compatible querer a alguien con tener a la vez ciertas emociones.** Si quieres a alguien, no te asusta quererle. Si quieres a alguien, no te enfadas con ese alguien. Este tipo de creencias han hecho que tuviéramos mucho miedo de lo que sentíamos y también que nos sintiéramos muy culpables por ello.

Es curioso que vengamos de un contexto con las ideas muy claras y que haya sido eso lo que nos ha generado más miedo. **Creemos que las ideas rígidas nos aportan orden, cuando lo que provocan es que nos perdamos matices, sobre todo en las relaciones.** Se ha racionalizado y moralizado tanto lo que sentíamos que ahora nos sentimos perdidos.

Hay muchos aprendizajes que necesitamos desaprender, y eso a veces nos puede parecer abrumador.

Quizá ahora estás con alguien con quien sientes miedo a comprometerte y te viene, como un *flash*, esa idea de «Si tengo estas dudas es porque no le quiero», debido a que así es como has aprendido a entender tus pensamientos y tus emociones. **Deshacernos de todas las ideas que hemos aprendido no es una tarea fácil, pero he visto a muchas personas conseguirlo.**

A las preguntas de por qué dudamos ahora más que antes en nuestras relaciones y por qué nos cuesta saber si estamos enamorados, la respuesta quizá sea que era necesario que esto sucediera en algún punto de la historia para cambiar la manera en la que entendíamos nuestras relaciones. **Para que dejáramos de ver las relaciones desde el blanco y negro, y empezáramos a percibir los matices que realmente tienen.** Si nos hubiéramos quedado en la rigidez de la que veníamos, no habríamos podido desarrollar nuevas formas de relacionarnos que son mucho más sanas y positivas. Las relaciones necesitan un permiso incondicional para ser revisadas, para poder trabajar en aquello que deja de funcionar, en lo que sentimos más incomodidad o malestar. Sin las dudas, no podríamos seguir cultivando nuestras relaciones, ya que nos quedaríamos, de nuevo, en la idea de que, si nos queremos, todo está bien. **Las dudas nos permiten ver otras complejidades de las relaciones que también son importantes y se deben abordar.**

Las dudas pueden aportarnos grandes aprendizajes, sobre todo emocionales, si sabemos gestionarlas y podemos ver más allá de la incomodidad que tanto nos abruma.

También existen muchos **mitos sobre las relaciones y sobre el amor en general**, y, aunque todos creemos tener claro que son historias fantásticas que la sociedad del patriarcado nos ha hecho creer, en el fondo siguen muy presentes en nuestra manera de interpretar lo que sentimos. Las mujeres hemos llegado a la conclusión de que debíamos seguir intentando luchar por las relaciones aun cuando estas no funcionaban. Muchas hemos crecido con la idea de que estar solteras era la peor de las situaciones y que era el otro quien debía tomar la iniciativa en cuanto a la relación. Todo esto ha generado en nosotras una sensación de indefensión aprendida, en la que nos ha costado mucho encontrar el equilibrio entre ser amadas y proponer nuestros propios límites y normas. En cuanto a las relaciones, los bucles de sobrepensar y las dudas que podemos tener en ellas, **los siguientes son algunos de los mitos que mayor presencia tienen en nuestro relato**:

- **Si tienes dudas, es porque no estás enamorada.** Nos ha calado mucho este mensaje. Hemos entendido que, si queríamos a alguien, no habría nada en esa persona que nos generaría dudas.
- **Si quieres a alguien, lo priorizas ante todo.** No hay espacio para los deseos personales cuando estos no son compatibles con nuestra relación. Porque se supone que, si queremos a alguien, primero van los suyos o los compartidos antes que los tuyos propios.
- **Cuando quieres a alguien, lo sabes.** Ni por un momento nos hemos planteado que el miedo pueda estar haciendo de las suyas y que, quizá, puedes querer mucho a alguien y no tenerlo claro.

- **El amor siempre vence y puede con todo.** Uno de los mitos que más nos siguen pesando a día de hoy. Seguimos esperando que solo por amar a alguien, la relación marche sin dificultades y desaparezcan todas las preocupaciones.
- **El amor debe ser incondicional.** Da igual lo que pase y lo que te haga esa persona, porque, si es importante para ti, le seguirás queriendo como si no te hubiera hecho daño.
- **Si quieres a alguien, quieres estar con esa persona sí o sí.** Durante mucho tiempo no nos ha parecido compatible querer a alguien y no querer estar con esa persona.

Muchas de las personas a las que acompaño y tienen bucles obsesivos sobre sus dudas en su relación de pareja **viven un constante conflicto entre lo que sienten y lo que piensan**. Por un lado, sienten mucha confusión y miedo, se ven perdidas y muy agobiadas ante la posibilidad de que la relación no funcione o no sean bastante buenas como pareja para la otra persona. El miedo a sufrir por amor, a sentirse solas, a perder la perspectiva de futuro con su pareja activa la hipervigilancia, y piensan que en cualquier momento puede ocurrir cualquier cosa que les haga romper la relación. Mientras tanto, se repiten a sí mismas mensajes del tipo «Estoy así porque no le quiero y me estoy intentando conformar». Porque es lo que nos han enseñado durante mucho tiempo y porque, como ya hemos ido viendo en capítulos anteriores, **ante los bucles de rumiación, siempre queremos sacar conclusiones acerca de qué nos ocurre y por qué**.

Buscar siempre la explicación de lo que sentimos nos hace caer de nuevo en estos mitos.

Estos relatos son teóricamente perfectos y parece que nos dan una respuesta clara sobre lo que nos pasa. Es como si nos aliviara en parte pensar que la solución a todo nuestro bucle es tan fácil como «Si le quisiera, no dudaría». **Pero lo cierto es que no es así.** Mucho de lo que tiene que ver con nuestras dudas y nuestros bucles **no es ni racional ni tan claro**.

A menudo, nuestras dudas están relacionadas con nuestra historia de vida, con los miedos que hemos ido sumando a nuestra mochila por experiencias familiares o relacionales que nos han influido, y, sobre todo, con el hecho de que **construir una relación no es algo sencillo**. No quiero transmitirte el mensaje de que es algo insufrible y doloroso, pero sí quiero expresar la idea de que estar en una relación y que esta sea sana es algo que hay que trabajar, no se da solo. A veces, las dudas aparecen justamente para recordarnos esto.

Necesitamos aceptar y abrazar la idea de que no todo es tan claro en la vida real.

Es como cuando estudiábamos un libro de texto sobre matemáticas, parecía algo tan fácil… En cambio, cuando teníamos que resolver un problema en el examen práctico, sentíamos que no sabíamos ni por dónde empezar. Las cosas se suelen complicar cuando nos toca experimentarlas y eso no significa que estén yendo mal, simplemente que no eran tan sencillas como creíamos ni seguían un guion tan estricto como parecía.

La generación del corazón roto y el miedo al compromiso

Cuando empecé en redes, hace ahora ya cinco años, recibía muchos mensajes sobre las dudas de una manera que me sobrecogía. Leía mucho sobre ello y veía que la idea era siempre la misma: «Si tiene dudas, te está tomando el pelo». **Se asocia a menudo que alguien dude de su amor con que alguien sea frío, inmaduro, poco responsable afectivamente o incluso con que te esté manipulando.** Pero nada más lejos de la realidad.

Una de mis pacientes, a la que llamaremos Alba, explicaba en consulta que su pareja no estaba dándole lo que ella necesitaba en la relación. Su pareja tenía muchas dudas, no se sentía comprometido del todo y parecía que intentaba marearla con sus idas y venidas. Cuando empezamos a hacer las sesiones los tres juntos, enseguida vimos que **precisamente su sentido de la responsabilidad y su sentimiento de culpa, acumulada durante años de sentirse una mala pareja, hacían que él mismo dudara de si podía llegar a ser una buena pareja**. Ese miedo era el que le generaba la sensación de que tenía que escapar de esa relación. Y, precisamente por esa responsabilidad, decidía soltar a su pareja cuando se sentía abrumado por sus propias emociones. No se trataba de una persona que no sentía nada, sino más bien al contrario. Sentía tantas emociones y le costaba tanto regularlas que acababa priorizando dejar a su pareja antes que seguir dudando y hacerle daño.

A continuación, vamos a revisar cada uno de estos aspectos para que veamos qué matices esconde esta asociación.

- **Las dudas y la responsabilidad afectiva.** Cuando dudamos y caemos en la rumiación, podemos actuar de una forma que no sea afectivamente responsable con la otra persona, pues, en cada vaivén de nuestras dudas, con frecuencia tomamos decisiones trascendentales que afectan a la relación. Por ejemplo, imagina que, cuando empiezo a entrar en el bucle, decido dejar la relación. Días más tarde, cuando me siento mejor y esa nube gris de incertidumbre ha desaparecido, te digo que volvamos. Esto puede ocurrir, sobre todo, cuando no hemos trabajado en nosotros mismos y no entendemos lo que nos ocurre.

- **Las dudas y la frialdad.** Es posible que detectes que, cuando entras en este bucle de dudas obsesivas, te sientes fría o distante hacia la otra persona, como si todos los sentimientos positivos que tenías hacia ella se hubieran desvanecido. Recuerdo con cariño a una de mis pacientes, que me decía siempre que, cuando entraba en estos bucles respecto a su relación de pareja, se sentía como un mueble que no sentía ni padecía. Esa sensación de frialdad nos puede asustar porque, por un lado, creemos que eso no es compatible con querer a alguien y, por otro, nos puede hacer cuestionarnos si somos o no buenas personas o si hay algo que no funciona como debería dentro de nosotras.

- **La manipulación y las dudas.** Es importante dejar claro desde ya que manipular no tiene que ver con dudar. Las personas que dudan no tienen por qué estar manipulando a su pareja. Lo que ocurre es que, cuando tenemos recelos obsesivos, podemos caer en generar situaciones muy confusas, pasar por muchos cambios de opinión y rumbo, y eso puede hacer que nuestra pareja sienta que no estamos siendo claros o que incluso estamos haciendo lo que más nos conviene. La intención no tiene por qué ser manipular ni hacer lo mejor para uno mismo, pero esa sí puede ser la sensación de nuestra pareja, ya que, mientras vacilamos, la otra persona siente que tiene que seguir nuestros cambios y que no puede vivir la relación tal y como le gustaría.

- **La inmadurez.** Uno de las aspectos a los que también atribuimos las dudas en nuestras relaciones es la inmadurez emocional. A menudo escucho a personas justificar las carencias de sus relaciones por una falta de madurez por parte de alguno de los miembros de la pareja.

  En realidad, uno puede tener mucha madurez y dudar. No tiene por qué ir asociado, pero sí es cierto que, cuando todavía no entendemos qué nos ocurre y no sabemos gestionarlo emocionalmente, podemos pensar que tenemos cierta inmadurez emocional. Un ejemplo de falta de madurez emocional sería dudar de la relación porque no sentimos las mariposas en el estómago del principio y estar bien solo cuando las sentimos, porque buscamos el placer constante. Las personas más inmaduras tienen, a veces, dificultades para sostener una relación más madura.

  En cambio, una persona con dudas obsesivas sobre su relación, puede tener otro tipo de incertidumbres ante esos cambios, como preguntarse «¿Y si esto es indicador de que ya no nos queremos?». Estas inquietudes vienen desde el miedo, mientras las primeras vienen de las ganas de seguir disfrutando de los inicios de la relación. Las personas que han cultivado su madurez pueden entender los cambios de fases de las relaciones, aceptan el compromiso que suponen esos cambios y están dispuestas a trabajar en estos, aunque por el camino tengan miedo y dudas al respecto.

- **La indecisión.** Las personas con una tendencia a dudar en general y a no tener claro su criterio, bien porque no tienen confianza en sí mismas, bien porque tienen muchas heridas que les impiden confiar en que tienen derecho a pensar y sentir por sí mismas, pueden ser mucho más propensas a sentir dudas en sus relaciones que las personas que acostumbran a tener ideas mucho más fijas. Recuerdo que una paciente, tras mucho tiempo trabajando sobre sus dudas en las relaciones, me decía que cómo no iba a dudar en su relación si dudaba cada mañana sobre si su profesión le gustaba o no. Puede que solo sientas dudas en tus relaciones, pero lo habitual es que la persona tenga dificultades para encontrar su criterio.

- **Si dudas es porque tienes miedo al compromiso.** Existe una estrecha relación entre dudar y el miedo al compromiso. Lejos de esa imagen que tenemos de una persona que quiere ir de flor en flor sin comprometerse por falta de interés en ello, el miedo al compromiso del que te hablo aquí es el que tienes cuando sientes que amar te encierra en sensaciones que ya has vivido antes. Hablamos de alguien que se siente enjaulado emocionalmente y que necesita una puerta por donde salir.

En las relaciones en las que sentimos angustia cada vez que profundizamos, es probable que nuestra puerta de salida sea no comprometernos con el otro, así evitamos esa sensación de encierro. Piénsalo, si llevas días recelando y pasándolo mal con tus dudas, lo más habitual es que acabes dejando la relación, es decir, cogiendo la puerta de salida, para poder deshacerte del malestar. Eso no significa que no quieras comprometerte con nadie, significa que sientes que no puedes sostenerlo.

- **Una generación con el corazón roto y el amor líquido.** En su famoso libro del mismo nombre, el sociólogo y filósofo Zygmunt Bauman hablaba de «amor líquido» para referirse a la fugacidad, la fragilidad y la superficialidad que atraviesan las relaciones en nuestro presente. Este tipo de vínculos no surgen de la nada, tienen un contexto. Vivimos en un mundo incierto, donde prácticamente todo parece volátil. Encontramos trabajos que sabemos que no van a ser para toda la vida, tenemos relaciones que acaban al poco tiempo, nuestra economía fluctúa según los meses del año y no tenemos claros nuestra identidad ni nuestro futuro ante tanta incertidumbre. En este contexto, los miedos aumentan y también influyen en nuestras relaciones personales. Parece que ya no buscamos conocer realmente al otro más allá de una conexión superficial y que nuestros vínculos dependen cada vez más de los beneficios que pueden aportarnos.

  En psicoanálisis, nos referimos a esto como ver al otro como un objeto y no como un sujeto, es decir, tratar al otro como alguien que solo sirve para satisfacer nuestras necesidades y no como alguien con las suyas propias. Esto no surge del egoísmo, sino que es una respuesta adaptativa a la situación actual en la que vivimos, y evidentemente repercute en que, cuando estemos inmersos en bucles de dudas continuas, nos olvidemos de ver al otro, haciendo que el dolor —que, en cierto modo, es egocéntrico— nos coloque en una posición tan compleja que nos centremos en él y no veamos más allá de este.

Quizá al leer esto hayas sentido culpa por gestionar tu relación de esta manera, pero, si es tu caso, quiero transmitirte que tú no has decidido sentirte así y que **se trata de hacerlo lo mejor que podamos, no de juzgarnos. Nuestro contexto influye mucho en cómo vamos a aprender a gestionar nuestras relaciones, sobre todo las más íntimas.**

Dime cómo aprendiste a amar y te diré cómo dudas

Como ya hemos ido viendo en los capítulos anteriores, considero que **es imprescindible entender nuestra historia para comprender mejor nuestro presente**. Tener una narración clara sobre lo que hemos vivido y cómo nos han hecho sentir nuestro pasado y nuestras relaciones es importante para poder darle más sentido a lo que nos ocurre en la actualidad y aprender a gestionarlo de la mejor manera posible para nosotras, que puede ser diferente para cada persona.

Las heridas emocionales que hemos experimentado tienen un gran peso en cómo nos relacionamos hoy como adultos.

La realidad de la niña que se sintió traicionada será distinta a la de la niña que se sintió confiada y amada. Cuando hablamos de **heridas emocionales**, nos referimos a esas experiencias que tuvimos en nuestros primeros años de vida que, de una manera u otra, dejaron una huella en nosotros. No tienen por qué haberse generado en situaciones que sintamos como hechos muy traumáticos o disfuncionales, sino a partir de experiencias que vivimos con mucha sensibilidad por falta de cuidados, por falta de herramientas de nuestros cuidadores principales o por falta de apoyo por su parte (¿recuerdas los **traumas con t minúscula** de los que hemos hablado ya en el capítulo 1, en la página 33?).

A menudo, **las heridas se originan por si nos sentimos acompañados o no y por aquello que sucedió y no tanto por el propio acontecimiento en sí**. Es importante entender que, cuando hablamos de heridas, nos centramos en su dimensión relacional, ya que es la que tuvo un mayor impacto en nosotros. Por eso, con frecuencia, cuando revisamos nuestra infancia consideramos que no pasó nada «grave», entendiéndolo esto como grandes negligencias o fallas, pero a la vez nos sentimos dolidos o heridos. Esa ambivalencia entre no recordar eventos traumáticos, pero al mismo tiempo sentir que nuestra infancia tuvo una repercusión en quiénes somos hoy y en cómo nos encontramos, hace que a veces no entendamos del todo bien cómo nos influyeron situaciones que ni siquiera recordamos. Lo que sí podemos recordar es cómo fue nuestra vivencia en familia, si nos sentimos acompañados en nuestras rutinas y desafíos diarios, y cómo aquello ha dejado en nuestra memoria ciertos aprendizajes que hoy debemos revisar para así **entender cómo nuestras principales figuras de referencia y apego influyeron en nuestro bienestar emocional y relacional**.

Como veíamos en el capítulo anterior, nuestras principales **figuras de referencia** son aquellas con las que desarrollamos un **lazo de afecto profundo en edades tempranas**. Desde que somos bebés, convivimos con personas, sean padres o cuidadores principales, de las que necesitamos recibir cuidados, afecto y protección. Lo que más impacta en nosotros de estas figuras de apego y referencia es la manera en la que gestionaron nuestros cuidados: si estuvieron disponibles cuando los necesitamos, si respondieron a nuestras necesidades emocionales, es decir, cómo respondían a nuestro llanto, a nuestro enfado u otras emociones, pero también cómo lo hicieron respecto a necesidades más básicas, como la alimentación, el sueño y la protección, entre otras. Con su forma de cuidarnos, nos enseñan desde que nacemos cómo de seguro o inseguro es amar y ser amado.

A continuación, vamos a explorar la forma que toman algunas de las principales heridas. Aunque existe una extensa bibliografía al respecto, no te quedes con la idea de que se trata de una clasificación rígida. No tienes por qué haber experimentado solo una ni por qué identificarte con todo lo que describa de ella, pero **espero que revisar juntas estas experiencias más habituales te ayude a explorar tu pasado y a ponerle nombre a lo que viviste para sanar**.

En su libro *Las cinco heridas que impiden ser uno mismo*, Lise Bourbeau, conferenciante y escritora canadiense dedicada al crecimiento personal, nos habla sobre las cinco principales heridas del «alma». Para ella, estas **son la humillación, la injusticia, la traición, el abandono y el rechazo**. De estas, las tres últimas son las que habitualmente están más relacionadas con el *overthinking* y las dudas obsesivas en nuestras relaciones.

La traición

- **Cómo puede verse en la niñez.** Si en la infancia aprendimos que no podíamos confiar en alguna de nuestras figuras principales de apego porque no actuaba de forma honesta o no cumplía con lo que nos decía, hemos podido desarrollar **la herida de la traición**, como le ocurrió a una de mis pacientes, Lorena, que acudió a mí para trabajar el *overthinking* en su relación de pareja, donde tenía problemas de confianza. Constantemente se sentía hipervigilante y creía que, tarde o temprano, su pareja le iba a fallar. Desconfiaba de que pudiera serle fiel y temía que la dejara de un momento a otro ante cualquier discusión, aunque hasta ese momento no había sucedido nada parecido.

  Recuerdo que, en la consulta, creímos necesario revisar sus vivencias pasadas, ya que en el presente ella no encontraba nada que justificara su desconfianza, pero no podía evitar sentirla. En las sesiones, mientras explorábamos su pasado, Lorena compartió conmigo lo mal que lo había pasado en su etapa de estudiante. No quería ir al colegio pues se sentía muy aferrada a sus padres, algo que puede pasar en la infancia cuando hemos aprendido a sentirnos seguros en casa, pero no en entornos más desconocidos. Siempre acababa llorando en la puerta de la escuela cuando tenía que entrar. Su padre, que no sabía cómo gestionarlo, acabó por decirle en muchas ocasiones que no se preocupara, que la iría a buscar a la hora de comer. Luego, su padre no aparecía, tal y como le había prometido, ya que daba por hecho que ella ya estaría mucho más tranquila y no lo recordaría. Esta misma dinámica se dio en otras situaciones que su padre no supo gestionar. Así, **creció con la idea de que no siempre puedes confiar en que vayan a cumplir lo que te dicen**.

- **Cómo puede verse en la etapa adulta.** Cuando has vivido **la falta de confianza en tus vínculos de referencia**, puedes sentir que ahora te cuesta confiar como adulta en los que has generado, sean de pareja, amistad, familiares, etc. También es habitual que te sientas **exigente contigo misma y con los demás**. La falta de confianza genera que nos cueste mucho **dejarnos llevar en nuestras relaciones y normalmente intentamos compensarlo estando hipervigilantes ante cualquier error del otro**. Lorena, en la actualidad, nota que es muy exigente con las promesas de los demás. Su miedo a ser traicionada o herida se activa cuando algo no sale como le habían dicho, e intenta predecir el comportamiento de su pareja continuamente, activando así un bucle de *overthinking* que no se ve capaz de frenar.

El abandono

- **Cómo puede verse en la niñez.** Si cuando eras pequeña sentiste que **tus referentes no podían satisfacer tus necesidades, sobre todo las emocionales**, seguramente esta herida resuene en ti. Un ejemplo de cómo se representan las vivencias de abandono en nuestra infancia sería la historia de Alejandra, que sentía que, cada vez que le explicaba algo a su madre, esta relativizaba su dolor y le decía que eso no era importante. Otras veces, su madre no podía atenderla como Alejandra quería o necesitaba, ya que tenía otro hijo más pequeño y debía estar pendiente de sus cuidados. Como consecuencia, Alejandra **creció sintiendo que había muy poco espacio para sus demandas y fue aprendiendo a autogestionar** sus propias necesidades.
- **Cómo puede verse en la etapa adulta.** Cuando Alejandra acudió a mí para iniciar su proceso de psicoterapia, me explicó que vivía todas sus relaciones desde la duda constante sobre su continuidad, y eso era algo que la sobrepasaba y paralizaba. Aunque su pareja le verbalizaba que todo estaba bien en su relación, ella **tenía miedo cada vez que lo notaba distante**. El hecho de que él no le explicara que estaba agobiado en el trabajo y pasara por alto esa conversación impedía a Lorena entender bien lo que ocurría. Ante esa incertidumbre, volvía a conectar con esa herida del pasado de no sentirse atendida por los demás. **Había aprendido, debido a su experiencia durante muchos años, que cuando el otro está ocupado no nos puede atender emocionalmente, y vivía con mucho miedo**

cualquier distancia con su pareja, pues sentía que en cualquier momento su relación podía terminar. Cuando las heridas del pasado tienen presencia en nuestra vida actual, es importante que las personas con las que la compartimos las tengan en cuenta, teniendo conversaciones emocionales que nos aporten más claridad y nos permitan situar bien lo que ocurre para que haya menos confusión sobre todo aquello que aún cargamos en nuestra mochila.

El rechazo

- **Cómo puede verse en la niñez.** Sentirnos rechazados puede ser una de las grandes heridas que arrastremos desde pequeños. Recuerdo a mi paciente Leandro, que siempre había sentido que sus padres lo comparaban con su otro hermano. **La comparación era constante y él siempre sentía que salía perdiendo en ella.** También la falta de atención o el rechazo directo pueden formar parte de esta herida de rechazo.
- **Cómo puede verse en la edad adulta.** Leandro **sentía que no era suficiente**, que había algo en él que no estaba bien. No le enseñaron a quererse por quien era, sino por lo que conseguía o hacía mejor que su hermano. **Le costaba sentirse válido, valorar sus propios logros y verse a sí mismo de manera compasiva.**

Como te decía, es posible que no conectes con solo una de las heridas que hemos visto aquí.

De hecho, lo más habitual es que nuestra trayectoria esté mezclada con experiencias de todo tipo, algunas mejores que otras, y todas ellas influyen en cómo vivimos hoy nuestras relaciones y nuestra percepción sobre nosotras mismas. Aun así, según lo que nos haya marcado más de todo lo vivido, será más probable que tendamos a un tipo de conductas, emociones y pensamientos, o a otros.

En el caso del sobrepensamiento, las dudas y la racionalización excesiva de nuestras emociones, es probable, por ejemplo, que aquellas personas que temen más la traición por sus experiencias pasadas sobrepiensen más sobre su confianza en la otra persona y los posibles efectos que pueda generarles esa traición. **Y es lo más normal del mundo, claro.** Si lo que más daño te hizo mientras crecías, cuando eras vulnerable y no tenías todas las herramientas de que dispones ahora para gestionar tu malestar, fue una falta de confianza o traición por parte de alguien importante para ti y que, a tus ojos, debía darte la seguridad que merecías, ahora este aspecto puede que sea lo que más te cueste gestionar en tus relaciones con las personas de tu entorno, más allá de una pareja, y, por tanto, aquello en lo que sobrepienses más. Si, en cambio, lo que te hizo más daño fue sentir el rechazo o el abandono de tus padres, puede que ahora parte de tu *overthinking* esté centrado en interpretar al otro, intentar entender si te quiere o no, y analizar si eres suficiente para esa persona.

Tómate unos minutos para reflexionar sobre las siguientes preguntas:

EJERCICIO

¿Qué es lo que más te asusta en tus relaciones cercanas?

....

....

....

....

¿Sientes que tiendes a darle vueltas a todo lo que hace la otra persona?

....

....

....

....

¿Qué es lo que crees que te hace sentir insegura cuando te relacionas con tu pareja, familia o amistades?

....

....

....

....

Si tuvieras una varita mágica (¡soñar es gratis!), ¿qué es lo que cambiarías de tu relación y de tus preocupaciones sobre esta?

....

....

....

....

¿Qué sentido tiene para ti que sobrepienses en tus relaciones, teniendo en cuenta tu historia de vida?

....

....

....

....

De la familia y los amigos también se duda

El sobrepensamiento y las dudas obsesivas aparecen en las relaciones más profundas, con independencia del ámbito en el que surjan, ya que estas relaciones son espacios vinculares en los que nos presentamos al mundo vulnerables. En las relaciones superficiales no necesitamos protegernos tanto, ya que no hay el mismo riesgo de ser heridos; por contra, en las relaciones en las que hay mucha más intimidad y conexión emocional, nos mostramos o buscamos mostrarnos tal y como somos, nos podemos soltar más y ser más genuinos, a la vez que tratamos de convivir con el miedo a que nos hagan daño, presente en todos nosotros en mayor o menor medida.

Sé que todos preferiríamos pensar que, cuando amamos a alguien, no hay riesgos ni miedos. **Pero suele ser justo al contrario: cuanto más amamos a alguien, más miedos podemos sentir y más riesgos asumimos.** Aunque sigo pensando que, si nos relacionamos con personas que nos protegen y cuidan de la misma manera que nosotros lo hacemos, vale totalmente la pena asumirlos. Como seres humanos, necesitamos ser amados. Amados de verdad.

Por todo ello, las dudas también pueden aparecer en otras relaciones además de en las románticas.

También existe el *overthinking* en nuestras relaciones familiares y de amistad.

En estos ámbitos, como en las relaciones de pareja, creo que también hay muchos mitos sobre cómo deberían ser nuestras relaciones y lo que está permitido sentir o no en ellas.

- **Si quieres a tu familia o amigos, no piensas mal de ellos.** Cuando sentimos algo distinto de lo que se espera hacia nuestra familia o amistades, podemos desconectarnos de nuestro propio criterio, poner en duda lo que estamos sintiendo y no validarlo, entrando en cierto bucle de dudas sobre si estamos percibiendo las cosas tal y como son. Por ejemplo, si has crecido en una familia que considera imprescindible quedar cada fin de semana y tú no lo ves así o te gustaría gestionarlo de otra manera, puedes sentir que no estás cumpliendo con tu rol como hija, por ejemplo, y que deberías ser mejor familiar. Al haber crecido con una norma tan clara, puede que no te hayas dado el espacio para cuestionarte si puedes ser buena hija sin cumplir estrictamente con lo que se espera de ti.

- **La familia y los amigos siempre van a estar para ti.** Creer que nuestros allegados siempre tienen que saber lo que necesitamos porque «nos conocen mejor que nadie» o estar disponibles para nosotras en todo momento puede suponer mucha exigencia hacia nuestro entorno, y también nos puede hacer dudar cada vez que tenemos un conflicto con ellos o cuando atravesamos fases en las que nos entendemos menos. No sé si has visto series como la de *Friends* o similares. A todos nos encantan este tipo de series, porque en ellas vemos a amigos tan unidos que se levantarían a las cuatro de la madrugada para escucharse. En la vida real, a veces eso no ocurre con ese nivel de fusión, y, aun así, podemos seguir siendo grandes amigos.

- **Las relaciones que son sanas no requieren esfuerzo, funcionan solas.** Creer que las relaciones deberían «rodar por sí solas» puede generarnos muchos bucles, cuestionando cómo de sanas son nuestras relaciones cada vez que tenemos que pactar, conversar, discutir (en el sentido más amplio de la palabra) y llegar a conclusiones cuando hay puntos de vista diferentes. Tener la sensación de que las cosas no son tan fáciles como supuestamente deberían ser nos puede llevar a sobrepensar mucho sobre la relación. Siempre digo en consulta que no hay nada más sano que poder discutir las cosas, siempre que sea con respeto. Está claro que supone un esfuerzo llegar a un punto medio cuando uno quiere hacer las tareas por la mañana y otro por la tarde. Ojalá estuviéramos más coordinados, pero la realidad es que, si podemos discutirlo, llegar a pactos y quedarnos tranquilos con las decisiones que tomamos, no hay forma más sana de construir una relación.

Cuando lo que sentimos entra en contradicción con lo que creemos que deberíamos sentir, empezamos a pensar en los escenarios que podrían estar ocurriendo.

Nuestro cerebro siempre intenta buscar la lógica y el sentido a todo lo que nos ocurre, porque su misión es que sobrevivamos a cualquier desafío, y esto a veces hace que nos saboteemos a nosotras mismas. Creer que todos los peligros de los que nos avisa nuestro cerebro están ocurriendo nos hace quedarnos dando vueltas sobre lo que nos preocupa y sobre su sentido, nos **quedamos atrapados en pensar mucho y en actuar poco**. Si estás aquí, seguro que alguna vez te has visto sobrepensando esto:

- ¿De verdad soy importante para mis amistades?
- ¿Por qué no me pregunta lo que necesito y yo siempre lo hago?
- Últimamente ya no nos vemos tanto, ¿me siguen queriendo igual?
- ¿Estoy siendo un mal amigo por sentir esto que siento?
- ¿Podremos seguir siendo amigos en el futuro si nos vemos tan poco?
- ¿He defraudado a mi familia siendo como soy?
- ¿Estoy haciendo lo suficiente por mis padres?
- Si me alejo de ellos, ¿me voy a arrepentir?
- ¿Qué deben pensar de mí?

Cuando un estímulo nos asusta, como, por ejemplo, notar a una amiga un poco distante cuando le mandamos un mensaje, nos saltan las alarmas. Hay una vocecita interna que nos dice: «Cuidado, aquí ha pasado algo que nos está poniendo o nos puede poner en peligro». Y, a partir de ahí, podemos empezar a elaborar teorías que nos hacen perder el foco de lo que es realmente importante en nuestros vínculos: **compartir y comunicar desde la asertividad y la vulnerabilidad para trabajar y crecer juntos.**

¿Por dónde se sale de aquí?

No es fácil desaprender y romper el patrón tan arraigado dentro de nosotras de sobrepensar y dar vueltas a todos y cada uno de los aspectos de nuestras relaciones en lugar de enfocarnos en lo que verdaderamente nos preocupa y hacer algo con ello, como actuar para seguir creciendo juntos en la relación. **Sin embargo, quiero que sepas que hay un camino hacia la salida y que, como con casi todo en la vida, es cuestión de práctica.**

Más adelante, veremos con detalle **lo que necesitamos trabajar juntas para encontrar esa salida a la que tanto queremos llegar** en los diferentes aspectos de nuestra vida en los que caemos en ese sobrepensamiento. Pero, antes de eso, y todavía sin salir del ámbito relacional, quiero compartir contigo **unos consejos generales** (que también puedes aplicar en otros contextos), muy sencillos a la par que útiles, con los que sentirás que empiezas a revertir ligeramente los efectos del *over-*

thinking en tus relaciones. Sé que tal vez estás nerviosa y quieres pasar rápidamente a la «siguiente pantalla» (lo sé porque yo también he estado ahí), así que considera estos pequeños *tips* una **ayuda para aprender a reconciliarte con tus dudas y confiar en ti en tus relaciones**.

- **El primer paso es no evitar las dudas.** Sé que cuesta mucho, pero es importante que no intentes escapar de ellas. Están aquí por algo y no van a desaparecer porque tú las dejes de mirar. Déjalas estar. Así, sin más. Deja que estén contigo aunque te incomoden. Lo primero que intentamos hacer cuando creemos, por ejemplo, que ya no nos gusta nuestra pareja, es convencernos de que eso no es real y que tenemos que dejar de pensar en ello. Cuanto más intentamos evitar pensarlo, paradójicamente, más lo hacemos. Lo mejor que podemos hacer en estos casos —y créeme que soy consciente de lo incómodo y difícil que puede resultar— es decirnos a nosotros mismos: «De acuerdo, hoy estoy dudando de si me gusta mi pareja, como otras veces me ha pasado; voy a dejar que estos pensamientos se queden, sin luchar contra ellos, y, poco a poco, cuando las emociones me dejen espacio para discernir entre lo que es importante y lo que no, pensaré qué hacer con ellos».

- **Ponle nombre a lo que te ocurre.** «Estoy teniendo dudas y sobrepensando mucho y esto me está incomodando», «Hoy estoy intranquila y lo estoy poniendo todo en duda, poco a poco iré viendo más claramente lo que me ocurre», «Debo tener paciencia conmigo misma, ya sé que esto me suele ocurrir». Cuando tenemos dudas sobre nuestra relación de pareja, al pensar en cosas que nos incomodan de esta, acabamos perdiendo el foco de lo que sentimos y nos centramos en nuestros pensamientos. Es importante dejar de pensar en si mi pareja, por ejemplo, hace bien en mirar el móvil mientras vemos una película y centrarnos en que hoy estamos enfadadas y no pasa nada por estarlo. Al ponerle nombre a esa emoción, que en este caso es la rabia, podemos gestionarla hablando con nuestra pareja, expresándole nuestro malestar. En vez de quedarnos pensando en cómo de bien o mal lo está haciendo y cómo de preocupante es para nosotras que lo haga.

- **Recuerda que no todo lo que piensas es exactamente lo que sientes.** A veces, cuando nos asustamos o estamos inquietos por cualquier motivo, nuestro pensamiento puede ser muy alarmante, pero no es hasta pasadas unas horas o incluso días cuando podemos ver las cosas con claridad. Esto ocurre, por ejemplo, cuando pensamos que nuestra pareja no está contestando de la manera que nos gustaría a un tema que le hemos sacado. En ese momento en el que estoy muy preocupada por algo, quizá siento que necesito una respuesta perfecta por su parte. Al cabo de unas horas, en cambio, cuando ya no estoy tan preocupada, puedo valorar que estuvo mucho rato escuchándome y paso a darle menos importancia a si la respuesta fue la ideal o no.

- **Pregúntate cuál es tu criterio ante lo que nos han enseñado.** A menudo, veo que parte de los detonantes de las dudas y del sobrepensamiento son consejos, mitos o frases hechas que nos hacen cuestionarnos. «Si no le deseo hoy, es que realmente no estoy enamorada», «Si no estoy a gusto con mi madre, es que mi relación es tóxica o que soy una mala hija», «Si no quiero quedar con mi amiga, es que nos hemos distanciado». Ante este tipo de afirmaciones tan tajantes, siempre es importante preguntarnos qué pensamos realmente al respecto y «rascar» nuestro criterio propio frente a tanta información. No te quedes con lo que te dicen o lo que te dices a ti misma de entrada si te hace daño, busca tu propia luz en el tema.

- **No tomes decisiones en pleno bucle obsesivo.** Parece algo evidente, pero, cuando la duda nos sobrepasa y se impone al resto de emociones que sentimos —porque recordemos que es posible sentir varias emociones a la vez, incluso contradictorias entre ellas—, parece que nos pide que nos sacudamos el malestar y que tomemos alguna decisión; estas suelen ser bastante radicales o drásticas, como puede ser dejar la relación, hacer *ghosting*, cortar nuestro vínculo con nuestra mejor amiga o renegar de nuestra familia por completo. La última vez que tomé una decisión en pleno bucle, estuve a punto de dejar para siempre de quedar con mis amigas porque ese día habían sido impuntuales (cosa que, por cierto, yo también soy a veces). Sentí que me habían faltado al respeto, porque era un momento en el que yo estaba especialmente sensible. Con el paso de los días, entendí que me lo había tomado peor que otras veces porque las necesitaba más que nunca. Si hubiera dejado de ir ese día, en el que como te decía las necesitaba mucho, seguramente me hubiera sentido mucho peor.

- **Expón lo que sientes con quien necesites hacerlo si es un lugar seguro.** Vivir las dudas en silencio puede ser durísimo. Algo que te puede ayudar y mucho es exponer lo que sientes y compartir la carga. Eso sí, te recomiendo que no lo hagas con personas que quizá no podrán entender la profundidad de lo que sientes o que tengan ideas muy rígidas sobre las relaciones, porque es habitual que este tipo de personas te acaben dando un consejo que te vaya a preocupar más que a aliviarte. Una de mis pacientes siempre hablaba de sus dudas con una amiga que nunca la juzgaba. Le servía mucho hablarlo con ella, porque su amiga conocía su historia y no entraba en juicios ni en decirle lo que tenía que hacer, simplemente la escuchaba y validaba su sufrimiento. La hacía sentir escuchada y le decía que, tomara la decisión que tomara, ella la apoyaría. Eso es sin duda la definición de un lugar seguro.

- **Comunícate con la persona que te hace sentir así.** Nos solemos sentir tan mal cuando dudamos en bucle que intentamos que la otra persona no nos lo note. Nos invalidamos mucho por sentirnos así y preferimos ocultarlo. Esto con frecuencia empeora la situación, porque la otra persona se siente incómoda, nota cierta tensión en el ambiente y no sabe el porqué. Comunicar, en la medida que creamos y hasta donde consideremos, que nos estamos metiendo en cierto bucle puede ayudar a que la otra persona nos acompañe en nuestra situación y a que nos sintamos más conectados.

- ***Friendly reminder.*** No expreses de manera literal lo que piensas, porque, igual que te asusta a ti, puede asustar al otro, y ya sabemos tú y yo que lo literal muchas veces no es lo cierto; así que mejor ser asertivas y, con cariño, respeto y tacto, transmitir lo verdaderamente importante: las emociones que sentimos y nuestras necesidades.

Espero que este capítulo sea para ti un recordatorio de que experimentar el amor con madurez no significa vivirlo de una manera perfecta, pero sí consciente. Las dudas son oportunidades de seguir creciendo como pareja, o al menos de seguir siendo nosotros mismos dentro de la relación. A veces, nuestro corazón y nuestra mente se llenan de inquietudes y recelos que parecen no tener fin, pero eso no significa que el amor no esté ahí o que la relación no sea sana.

Las dudas pueden doler mucho, pero también nos recuerdan cuánto anhelamos ser amados y amar con cordura. Con ternura, con un patrón sano. Las dudas pueden llegar a ser un gran motor para sanar viejas heridas que siguen siendo compañeras de viaje, que nos recuerdan lo importante que es estar cerca de nosotras mismas.

Así que, aunque sean incómodas, bienvenidas las dudas que nos permiten volver a preguntarnos: ¿Es esto lo que yo necesito?

4

EL *OVERTHINKING* EN EL ÁMBITO LABORAL

Seguro que alguna vez alguien te ha dicho: **«Yo trabajo para vivir, no vivo para trabajar»**. Yo misma he escuchado a mi madre decirlo muchas veces. También me he escuchado a mí misma decirlo. Y, aunque suene genial, debemos ser realistas y tener en cuenta las diferentes circunstancias de las personas a la hora de hablar sobre nuestra relación con el trabajo. Porque, por desgracia, no todo el mundo puede elegir si trabaja para vivir o vive para trabajar; a veces, aunque no queramos, nos toca vivir para trabajar. No todos tenemos la misma necesidad económica, ni todos tenemos el mismo contexto social ni los mismos colegas o experiencias laborales. Y es importante no perder de vista esto nunca cuando hablamos del *overthinking* en el trabajo para poder abordarlo **con empatía y contexto**.

Dicho esto, lo cierto es que **todos tenemos que revisar nuestra relación con el trabajo en algún punto de nuestra vida**. No podemos obviar la cantidad de horas que pasamos trabajando, la no desconexión digital de los últimos años y el esfuerzo que supone dejar de pensar en nuestras obligaciones laborales cuando estamos fuera del trabajo. Todo esto forma parte de la realidad que atravesamos actualmente. Es decir, es algo colectivo que está muy presente en nuestras vidas y, por ello, es necesario aprender a gestionar.

La vida a veces nos impone ciertas situaciones; en este caso, trabajar mucho más de lo que en realidad se ajusta a nuestros deseos o necesidades como el descanso o el ocio. Pero, aunque el peso de cambiar tu relación con tu vida laboral no depende de ti, **la buena noticia es que podemos revisar juntas lo que sí está en tus manos**.

Antes de empezar, te dejo algunas preguntas para que hagamos juntas un pequeño escaneo de nuestra situación laboral:

EJERCICIO

Si te pido ahora mismo pensar en tu trabajo, ¿cuál sería el titular que mejor describiría cómo te sientes al pensar en ello?

....

....

....

....

....

¿Cuál es el aspecto que peor te hace sentir de tu trabajo?

....

....

....

....

....

¿Y el que te hace sentir mejor?

....

....

....

....

¿Qué concepto tienes sobre ti misma como trabajadora? Intenta elegir tres adjetivos que te definan laboralmente en la actualidad.

....

....

....

....

¿Sientes que quizá estás siendo demasiado exigente contigo misma y tu trabajo? ¿Te sientes alineada con tu esfuerzo y tus resultados?

....

....

....

....

¿Sientes que, por mucho que trabajes, parece que nunca estás contenta contigo misma?

....

....

....

....

¿Te cuesta desconectar, el fin de semana o en tu tiempo libre, de tus obligaciones laborales?

....

....

....

....

¿Acostumbras a priorizar tu trabajo por encima de otros aspectos de tu vida aun cuando no es necesario que lo hagas?

....

....

....

....

¿Te sientes identificada con la tendencia de trabajar mejor bajo presión?

....

....

....

....

¿Crees que pospones en exceso tus tareas y luego te sientes culpable constantemente por ello?

....

....

....

....

Si te preguntara qué significa el trabajo para ti, ¿qué me contestarías?

....

....

....

....

Si tuvieras una lámpara mágica con un genio encerrado dentro, ¿cuál es el mayor deseo que le pedirías respecto a tu situación laboral? (Que no sea que te toque la lotería o dejar de trabajar, porque eso lo queremos todos y no nos dará mucha información, je, je, je).

....

....

....

....

Todas estas preguntas te pueden ayudar a sentarte un rato a solas, revisar cómo te sientes, ser sincera contigo misma y hacer un ejercicio de autoconocimiento y escucha que es imprescindible para empezar a gestionar aquello que te angustia. **El trabajo ocupa mucho espacio en nuestra vida y quizá no nos paramos lo suficiente a pensar en la repercusión que tiene en nuestro sentir y en nuestro autoconcepto.**

«El trabajo dignifica»: lo que me enseñaron sobre trabajar

Los referentes que hemos tenido, como ya habrás ido leyendo a lo largo de los anteriores capítulos, **influyen mucho en cómo nos vemos a nosotras mismas, cómo nos tratamos y en cómo gestionamos nuestras cosas del día a día. Y esto también se aplica al ámbito laboral**.

Uno de mis pacientes, al que llamaremos Óscar, acudió a consulta muy preocupado por su hija. Ella estaba atravesando una depresión y se sentía muy perdida debido al reciente divorcio de sus padres. A esto se sumaba su situación académica actual: le tocaba escoger su camino, elegir el máster que iba a cursar, y se sentía muy bloqueada a la hora de hacerlo. Ella prefería trabajar y tomarse una pausa en los estudios antes de tomar otra decisión para la que no se sentía segura. Su mente no paraba de dar vueltas al respecto: ¿estoy preparada para decidir en qué me voy a especializar? ¿Es mejor esperar un tiempo y luego ya hacerlo con más seguridad? ¿Y si no soy capaz de hacerlo bien?

Así, Óscar estaba muy preocupado por ella. Era consciente de que el estado de ánimo de su hija estaba bajito y de que necesitaba mucha ayuda, pero no sabía cómo proporcionársela. Él se enfocaba mucho en que ella eligiera un máster, aunque pudiera equivocarse y luego darse cuenta de que no era el adecuado, para poder aspirar a un trabajo bien valorado y remunerado el día de mañana: para ser una persona de éxito. Estaba convencido de que lo que necesitaba su hija era estar más distraída, atreverse a elegir y tener una rutina, porque probablemente es lo que a él le iba bien para regularse: atreverse, decidir y tener orden. Pero no era lo que su hija estaba necesitando.

A todos nos va bien tener rutina, tener orden y poder llevar una vida funcional, claro. Pero a veces nuestro estado emocional no es compatible con ello o, al menos, no todo lo que nos gustaría. En determinados momentos necesitamos parar. Dejar a un lado lo que nos conviene laboralmente y que prevalezca lo que nos conviene emocionalmente, por nuestra salud mental. Óscar tuvo que aprender a cuestionarse sus creencias sobre el trabajo y su escala de prioridades, y aceptar que su hija no se sentía preparada para tomar esa decisión y prefería trabajar en algo que no había estudiado hasta que pasara un tiempo y se sintiera más estable.

Las creencias que tenemos sobre lo que es ser buenas trabajadoras o estudiantes influyen directamente en cómo viviremos cada una de las decisiones que nos toque enfrentar a lo largo de nuestra vida. Muchas de estas ideas provienen **de mandatos culturales, familiares y sociales que refuerzan y premian la productividad y la entrega total a nuestra vida laboral**, que se suelen instalar en nosotras sin mucho cuestionamiento, **sin apenas darnos cuenta**. Seguro que algunas de las afirmaciones que te cito a continuación han resonado en ti alguna vez:

- Si no tienes claro a qué te quieres dedicar, no te vas a sentir realizado hasta que lo tengas claro.
- La satisfacción personal es más importante que el dinero.
- No tienes que trabajar en lo que te gusta, sino en lo que te conviene.

- Si no te sacrificas por tu trabajo es porque no es vocacional para ti.
- Cuando encuentras tu vocación, ya no ves el trabajo como algo que requiere esfuerzo, sino que solo lo disfrutas.
- Sacrificarse es la clave del éxito laboral.
- Lo que seas en tu ámbito laboral es lo que define quién eres.
- Si pospones tus tareas, es porque eres una persona vaga.

Como siempre ocurre con las dudas y el *overthinking*, cuando lo que yo estoy experimentando y lo que se supone que debería sentir o pensar no coinciden, aparece el bucle de nuevo. Y **te ves a ti misma luchando por sentir lo que te dijeron que deberías respecto a tu vida laboral o académica**, pero que parece que a ti ya no te funciona.

Tú no quieres definirte como persona por lo que eres en tu ámbito laboral, pero a la vez sientes que deberías ser mejor en él.

No tienes una vocación clara y te juzgas por no tenerla. O tienes una vocación, pero quieres priorizar determinadas condiciones laborales a esta. Te gustaría tener claro si tu trabajo seguirá existiendo o será sustituido en algún momento por la IA, o poder confiar en que tu empresa seguirá funcionando tras los cambios que cada año experimenta, o incluso si podrás acabar jubilándote sin que el precio de la vivienda y de la vida en general te ahogue, pero a la vez sabes que ahora el mundo laboral ya no funciona como lo hacía para nuestros padres, porque en la actualidad pasamos por muchos más cambios y movimientos que antes. Así que, como no podía ser de otra manera, te toca reestructurar aquello que aprendiste que era el trabajo y cómo se supone que deberías sentirte respecto a él. Porque puede que a nosotras ya no nos funcione el modelo anterior.

Antes de continuar, me gustaría decirte que todas estas ideas colectivas que nos han llegado hoy tienen un sentido. Esta lógica sobre cómo funciona el trabajo ha nacido en generaciones que tuvieron que sobrevivir y lo hicieron acogiéndose a modelos económicos que premiaban esa hiperproductividad. También por entornos familiares que nos transmitieron, con todo el amor y orgullo del mundo, que con este planteamiento íbamos a sentirnos más seguras.

Entender el contexto no significa generar culpa a los que vinieron antes ni pensar que ellos lo hicieron peor.

Cada generación necesita adaptarse a las necesidades que tiene en ese momento. Ahora, como te comentaba antes, requerimos un modelo que se adapte a nuevas necesidades que han surgido en nosotras y en nuestro contexto, lleno de incertidumbre e inestabilidad. No estás sola en esto, todas necesitamos reparar nuestra relación con el trabajo.

A continuación, **tómate unos minutos para reflexionar sobre todas aquellas creencias e ideas que has heredado y asumido como tuyas sobre el trabajo y cómo crees que deberías enfocarlas realmente**. Te puede ayudar a revisar aquello que cargamos en la mochila.

¿Por qué no tengo claro lo que quiero hacer?

Recuerdo con mucho cariño a Maribel, una paciente con la que trabajé durante años. Llegó a consulta porque, con treinta y seis años, estaba atravesando lo que popularmente llamamos «crisis de los treinta», marcada por dudas acerca del rumbo de nuestra vida, la sensación de no haber llegado a cumplir ciertos objetivos o la comparación con otras personas de nuestro entorno, y que no es otra cosa que una crisis en cierta etapa de mucho movimiento vital, independientemente de que tengas cuarenta o veinte años. En concreto, Maribel estaba pasando por muchos cambios en su familia de origen tras el fallecimiento de su padre y empezaba a preguntarse si su vida era la que ella quería o la que había ido trazando sin ni siquiera pararse a pensar en ella misma.

Uno de los aspectos que actualmente se cuestionaba era su trabajo. «¿Por qué nunca he tenido una vocación clara? ¿Por qué he acabado trabajando en algo que tampoco es que me fascine? ¿Es suficiente con estar cómoda en mi trabajo? ¿Debería aspirar a algo más?». Una de las cosas complicadas de los bucles de sobrepensamiento es que **entramos con mucha facilidad en ellos**. Nos lanzan preguntas que necesitamos responder para poder tomar decisiones o quedarnos tranquilas con lo que hacemos, y, cuando queremos una respuesta que quizá todavía no existe o no sabemos darnos, no tienen fin.

Maribel se lo estaba cuestionando prácticamente todo. Durante muchos años, con una vida tranquila y estable, no había necesitado cuestionarse nada, pero ahora, en un momento en el que sentía que debía tomar decisiones para sentirse mejor con ella misma y no sabía por dónde empezar, habían aflorado en ella todas esas creencias inconscientes —transmitidas por sus propios familiares— que tenemos sobre la vida y sobre la repercusión que tiene el trabajo en ella.

Una de esas creencias era que, para que tu vida tenga sentido, debes tener una vocación. Porque así fue como su propio padre había vivido su profesión: era la que había aportado sentido a su vida. Ella aprendió desde muy pequeña que, si no vives tu profesión como una vocación, no vas a ser feliz. Y ahora, al no tenerla, sentía que había perdido y malgastado sus años formativos, su juventud.

Ante esta situación, decidió estudiar una nueva carrera. Creía que, si le estaba dando tantas vueltas al tema laboral, era porque necesitaba hacer algo al respecto. Cada vez que volvía a mi consulta, yo la notaba avergonzada. No estaba aprobando las asignaturas a tiempo, porque no le daba la vida y porque, en realidad, no estaba ilusionada con la carrera. La estaba cursando desde el miedo y no desde el convencimiento, y esto le pasó factura. Cuando pasaron los meses y vio que no avanzaba, se dio cuenta de que lo que menos necesitaba en ese momento de su vida era imponerse una obligación más.

> Necesitaba respetar sus tiempos y anclarse a su realidad, pues esta se estaba imponiendo, por mucho que a ella no le gustara lo que veía.

Esto es lo que suele ocurrirnos cuando decidimos atender a nuestros pensamientos e ideas en lugar de a nuestro cuerpo y nuestra realidad: que vamos en dirección opuesta a lo que necesitamos. Tu cuerpo está cansado, pero tu mente te dice que no estás haciendo suficiente y te apuntas a un curso nuevo. Tu cuerpo te pide tregua porque tienes ansiedad y a menudo sientes que hiperventilas todo el día, pero tus pensamientos te dicen que vale la pena sacrificarse por conseguir tus objetivos. **Si escucháramos más a nuestro cuerpo y a nuestro aquí y**

ahora, quizá no necesitaríamos tanto nuestros pensamientos, porque ya no serían ellos los que nos guiarían, sino nuestro presente.

La procrastinación: la mejor amiga de la rumiación

Creo que hay pocas personas que no se vean reflejadas hoy en el concepto de «procrastinar». Durante mucho tiempo, hemos creído que no hacíamos las cosas que tocaban porque éramos vagos, poco eficientes o personas con poca iniciativa. Por suerte, desde hace unos años, hemos empezado a desgranar un poco más **lo que significa querer hacer algo y sentirnos paralizados a la hora de hacerlo**. También es cierto que, como con el resto de los conceptos relacionados con la psicología, estamos empezando a usar el de «procrastinar» para otros significados que poco o nada tienen que ver.

Hay un auge de personas en redes sociales que defienden a capa y espada que es importante sentirnos realizados todo el día. **Esto puede hacer que confundamos procrastinar con lo que es simplemente tener tiempo libre.** Tener tiempo libre no implica que no tengas nada más que hacer, sino que estás parando tus obligaciones porque también necesitas **disfrutar del arte de no hacer nada o de hacer algo no productivo por el simple hecho de obtener placer**. La procrastinación, en cambio, tiene que ver con postergar intencionadamente tareas que sabemos que necesitamos hacer, siendo conscientes de que hacerlas nos generaría alivio, y sustituirlas por otras que nos aportan más sensación de alivio inmediato o nos ahorran conectar con el malestar de no estar haciendo lo que realmente debemos hacer, algo que aparece con frecuencia en el ámbito laboral y que suele ir de la mano del *overthinking*.

Joseph R. Ferrari y Robert A. Emmons (1995), psicólogos estadounidenses centrados en los estudios acerca de la personalidad, fueron pioneros en abordar la procrastinación y cómo esta afectaba a nuestra rutina diaria laboral y personal.

Entre sus aportaciones, encontramos **dos conceptos importantes a los que vamos a dar un nuevo significado**:

- **El autocontrol.** De acuerdo con Ferrari y Emmons, las personas con menos capacidad de autocontrol son las que pueden tener más tendencia a procrastinar, ya que suelen recurrir a las recompensas inmediatas y no están tan conectadas con la gratificación a largo plazo.

  Esto, sin embargo, no significa en ningún caso que algunas personas tengan más culpa que otras de procrastinar. Yo prefiero, personalmente, coger esta teoría y llevármela al terreno de los matices: hay personas a las que les puede costar mucho más esfuerzo sentarse y empezar a estudiar, y eso no significa que no sean disciplinadas o que no tengan autocontrol. Simplemente, requieren mucho más esfuerzo para hacerlo.

  Por eso, aunque la teoría de Ferrari y Emmons hable de la palabra «autocontrol», yo prefiero hablar de nuestras tendencias. Todos tenemos unas u otras dependiendo de nuestro desarrollo vital. Hay personas que sobresalen en muchísimas cosas y se desconcentran con mucha facilidad. Como te decía, las cosas tienen más matices de los que parecen y no quiero que al leer esto sientas que el problema está en ti.

El autocontrol no es solo una cuestión de carácter, de personalidad o de decisión. Dormir más o menos, el estrés que acumulamos, si tenemos red de apoyo o la seguridad que sentimos ante una tarea pueden influir mucho en este. Esto no va de «fuerza de voluntad» o términos que siempre hemos utilizado para culpabilizarnos más: va de entender que hay factores que influyen en que nos sea más o menos fácil hacer cosas que nos imponen respeto o presión, o nos cuesta hacer.

- **La recompensa.** Procrastinar nos genera una sensación de alivio momentáneo. Piénsalo por un momento: si hay algo al realizar una tarea que te asusta, impone, agobia o supone dificultad, es lógico que dejarla para después, a corto plazo, te genere sensación de alivio. Es como si te diera mucho miedo hacer una exposición delante de treinta personas y de repente te dijeran que al final no tienes que hacerla. En ese momento estás tranquila. Hasta que llega el día en el que tienes que volverlo a afrontar. Ahí recuperas todo el miedo, agobio o angustia que sentías ante esa tarea.

¿Alguna vez has dicho en voz alta que funcionas mejor trabajando bajo presión? Quizá no es que trabajes mejor con el estrés o la angustia que supone esperar al último momento, sino que te has acostumbrado a funcionar con recompensas a corto plazo. No es extraño, de hecho, si tenemos en cuenta que actualmente puedes comprar algo *online* y a las pocas horas te llega a la puerta de tu casa. Hemos crecido en un entorno de cierta inmediatez, que fomenta que cada vez nos sea más difícil centrarnos en el medio o largo plazo.

Esto, sumado al miedo y la preocupación, que siempre suelen estar detrás del *overthinking* y de la procrastinación, hace que sea bastante habitual que entremos en una rueda de posponer tareas que requieren mucho esfuerzo por nuestra parte. No porque la tarea en sí sea muy compleja, sino porque lo que nos supone a nivel emocional sí puede serlo.

Así, el bucle rumiativo lleva a la inseguridad, la indecisión y la dificultad de abordar aquello que «se nos hace bola», lo que activa el mecanismo de la procrastinación, que su vez puede dar lugar a un bucle cada vez mayor, y así sucesivamente...

A veces, esa tarea difícil sobre la que no dejas de pensar y que no sabes cómo abordar puede ser contestar a un *e-mail* que no sabes bien cómo enfocar; otras, puede ser tener una conversación pendiente que te preocupa o avanzar en un proyecto laboral que te impone porque no te sientes del todo segura. **Sea por el motivo que sea, acostumbramos a posponer aquello que mueve o provoca emociones que no queremos afrontar** y que nos exponen a cierta inquietud de la que nos queremos evadir.

Durante mucho tiempo, como seguro que a ti también te ha pasado si has vivido la procrastinación, sentí que esta me definía como persona, como estudiante y como trabajadora. Yo, que me tenía por alguien responsable, de repente me veía posponiendo tareas muy sencillas y rápidas, pero que a mí se me hacían un mundo. Solemos asociar ciertas actitudes a una falta de responsabilidad. **Y relacionar la procrastinación con nuestro autoconcepto nos puede conectar muy fácilmente con la percepción negativa de uno mismo de no ser suficiente.** Por eso es tan importante, una vez más, aprender a descubrir qué se esconde detrás de esa actitud constante de aplazar tareas.

EJERCICIO

Te propongo que reflexiones sobre tu trabajo y pienses si hay algo en él sobre lo que estás procrastinando. Dedica unos minutos a parar y escucharte, intentando dar respuesta a estas preguntas.

¿Qué es lo que me genera hacer esta actividad?

....

....

....

....

....

¿Qué emoción define mejor lo que siento cuando pienso en lo que tengo pendiente por hacer?

....

....

....

....

....

¿Cómo podría empezar a afrontar esta tarea? ¿Qué me lo podría hacer más fácil?

....

....

....

....

....

¿En qué momento del día me es más sencillo afrontar este tipo de situaciones?

....

....

....

....

....

¿Cómo puedo afrontarlo de una manera más amable conmigo misma? ¿Me estoy exigiendo y castigando por ello o estoy teniendo una actitud compasiva conmigo misma?

....

....

....

....

....

....

....

....

Si ahora no hay nada que estés postergando, ¡felicidades! Vuelve aquí cuando lo necesites.

....

....

....

....

....

Debemos tener en cuenta también que a veces nos centramos mucho en desear que nuestra actitud fuera otra, lo cual puede llevarnos a un nuevo bucle sobre cómo podríamos ser mejores trabajadoras, más eficientes y con una mejor gestión emocional, cuando lo que deberíamos hacer es mirar más allá y revisar las cosas externas que no nos están ayudando.

Una de mis pacientes me explicaba el otro día que se sentía muy culpable por haber procrastinado tanto en unos talleres que tenía que hacer durante los últimos meses. Sentía que había ido contra reloj y que le había faltado organización. Cuando revisamos lo que ocurría, ella se centraba en su parte, en su actitud. Al preguntarle a qué conclusión había llegado sobre lo que necesitaba cambiar para que el año siguiente pudiera afrontarlo mejor, su respuesta fue: «Tengo que organizarme mejor para poder llegar a todo y procrastinar menos». Al desgranar la situación, nos dimos cuenta de que **la situación externa tampoco ayudaba**. Se había puesto demasiados talleres a la vez, a horas en las que ya estaba cansada, en meses de especial volumen de trabajo y con varios proyectos abiertos al mismo tiempo.

Había olvidado
dónde estaba su límite.

Una de las grandes consecuencias del *overthinking* es esta: **nos encontramos tan secuestradas por nuestro propio pensamiento y necesidad de recuperar el control** para sentirnos seguras que no vemos que hay otros factores que también influyen y que exigirnos no suele ser la mejor opción. Algunos sí los podemos controlar y otros no, pero podemos gestionar nuestras emociones ante ellos. Observar lo que ocurre más allá de nuestra forma de gestionarlo también nos da mucha información sobre qué nos puede ayudar o no a llevar las cosas más al día.

No puedo fluir si no estoy presente

Es difícil sentirnos creativas o despiertas cuando estamos inmersas en ciertos bucles de sobrepensamiento. Dar vueltas a lo que nos preocupa o a la situación nos hace perder la perspectiva o la agilidad que necesitamos muchas veces. Puede que estar angustiados no sea incompatible con llevar a cabo tareas más mecánicas o estructuradas, pero la cosa cambia cuando nos proponemos acometer tareas o actividades que requieren de cierta creatividad y de nuestra capacidad de fluir y dejarnos llevar.

La primera vez que escribí, descubrí lo que era «el síndrome de la hoja en blanco» del que tanto hablan los escritores. Siempre que había escuchado a alguno contar cuánto le había costado escribir su primera página, no lo entendía. ¿Cómo no iba a saber qué poner en una simple página de Word? Lo comprendí perfectamente cuando me ocurrió a mí y me di cuenta de que la cuestión no era escribir esa página, sino dejar el perfeccionismo a un lado y atreverme a empezar.

El miedo a no ser lo suficientemente buena, a fallar y a no hacerlo bien, a ser vista como una impostora, a no tener las ideas más brillantes y claras, a no saber transmitirlas y querer tenerlo todo en cuenta me paralizó. **El perfeccionismo y esa necesidad de control** que a veces asoma en aquellas situaciones que nos exigen más de lo habitual me estaban jugando malas pasadas. Quería hacerlo todo tan bien que daba vueltas y más vueltas, pero no arrancaba.

En este tipo de situaciones es importante tomar conciencia de lo que nos está ocurriendo, entendernos y adoptar un enfoque compasivo que nos permita parar y preguntarnos qué es lo que podemos hacer para ayudarnos. Un buen recurso es trasladar todo ese bucle de pensamientos al papel, plasmarlo en palabras y tener una conversación con nosotras mismas sobre lo que nos estamos exigiendo sin darnos cuenta.

Centrarnos en lo que estamos pensando y en la preocupación que sentimos al no poder arrancar y hacer aquello que queremos nos desconecta mucho de todo lo que estamos sintiendo.

Muchas de las personas que convivimos con el *overthinking* estamos convencidas de que, al estar pensando durante horas en lo que nos preocupa, lo estamos gestionando. **Pero pensarlo más no implica gestionarlo. Pasamos a juzgarnos por no hacer lo que toca.** Parar y ponerle nombre a lo que sentimos nos puede ayudar mucho a entender mejor lo que nos ocurre y a bajar expectativas poco a poco. Cuando identificas tu emoción —por ejemplo, el miedo— y comprendes qué te está pidiendo, como anticipar errores para evitarlos, puedes responderte a ti misma: «Haré lo mejor que pueda y, si me equivoco, me apoyaré emocionalmente en el error, porque tengo derecho a equivocarme». En cambio, si prestamos atención al pensamiento en bucle en lugar de a la emoción —como, por ejemplo, al pensar: «Madre mía, qué horror, me está quedando fatal este trabajo o informe»—, nos quedamos atascados en esa rueda, mirando el error con lupa, cuando lo que necesitamos no es equivocarnos menos, sino **permitirnos sentir el temor de hacerlo sin que este nos lleve al perfeccionismo de nuevo, sino a la compasión con una misma**.

Como a mí me ha pasado tantas veces, en su momento escribí **una pequeña hoja de ruta para seguir en situaciones así**. Porque, aunque ahora tú y yo lo vemos muy claro, las dos sabemos que, cuando nos invade esa sensación de parálisis de acción y bucle mental y nuestras emociones están confusas, nos puede volver a costar encontrar el camino de salida:

- **Escribir las emociones que siento y qué creo que me está paralizando o angustiando.**

- **Contactar con lo que me asusta, aunque no sea del todo.** Por ejemplo, si tengo que escribir este libro y me siento paralizada, hoy no voy a escribir un capítulo entero. Voy a escribir una página y mañana ya revisaré qué me parece. Hoy, con que la escriba, es suficiente.
- **Revisar el contexto en el que llevo a cabo lo que me está costando hacer.** Quizá me resulte mejor escribir en la biblioteca y no en mi casa, estando delante de la televisión o con el móvil en la mano.
- La norma es intentar siempre **hablarme bien** y repetirme: siempre es **mejor hacer un poco que hacerlo perfecto y esto que me ocurre no me define como persona**.
- Aceptar que hay días en los que me cuesta más, y que **forma parte de mi naturaleza humana que no todo salga tal y como deseo**. Aceptar la frustración que eso me supone sin castigarme por ello.

La desconexión de nuestras prioridades nos lleva al *overthinking*

Qué es más importante: ¿cobrar un buen sueldo a fin de mes o tener un buen horario? Qué es preferible: ¿ascender cuando te lo propones en tu carrera profesional o seguir sintiéndote en tu zona de confort? Qué es mejor: ¿priorizar el trabajo o la vida personal?

A menudo, en los procesos de psicoterapia, las personas a quienes acompaño me plantean este tipo de preguntas. Y mi respuesta es siempre la misma: «No lo sé, dímelo tú. ¿Cuál es tu opinión?». No hay nada más importante en esto que **formarnos nuestra propia opinión**. No sé si tú tienes hermanos o hermanas, pero creo que nos puede servir mucho pensar en lo diferentes que pueden ser dos hermanos nacidos en la misma casa, con la misma educación y los mismos recursos y contexto. Yo sí tengo una hermana, y creo que en algunas cosas nos parecemos mucho, pero en otras parecemos el sol y la luna. Aún no tengo claro quién es el sol y quién es la luna.

En el mismo contexto y con las mismas circunstancias, no elegimos lo mismo. Ella, en su momento, vivió en otro país durante unos años para buscar un mejor futuro laboral. Creo que yo me tendría que haber visto muy al límite para hacer lo mismo. ¿Te imaginas que yo siguiera su consejo para mis decisiones laborales? ¿O ella el mío? No nos serviría de guía lo que la otra pensara o decidiera, porque no funcionamos igual ni queremos lo mismo en nuestra vida.

El problema aparece cuando no sabemos lo que queremos, algo que es normal si no estamos acostumbradas a escucharnos con atención.

No es fácil saber cuál es nuestro orden de prioridades y, a veces, nos cuesta establecerlo porque, para hacerlo, necesitamos estar muy conectados a lo que sentimos. Y ya sabemos que cuando estamos inmersos en pensar y dar vueltas, la parte emocional queda alejada de nosotras.

EJERCICIO

Si sientes que esta es tu realidad actual, que sobrepiensas mucho sobre tu trabajo porque **te cuesta establecer qué es más importante, urgente y prioritario para ti y qué es secundario**, te propongo que elabores a continuación una línea académica y laboral de tu vida, en la que puedas indicar todas tus experiencias laborales y escribas qué fue lo que te hizo sentir mejor de ese trabajo y qué lo que te hizo sentir peor. Luego puedes sacar una conclusión conjunta de lo que hayas escrito.

Para empezar, quizá pueda ayudarte reflexionar sobre las siguientes preguntas:

- ¿Lo que más valoras de tus trabajos es el sueldo?
- ¿Te has centrado más en los horarios?
- ¿Quizá valoras más el ambiente de trabajo con tus compañeros?
- ¿Tener o no tener que hacer desplazamientos?
- ¿Flexibilidad horaria y teletrabajo?

Te puede ayudar darle un orden a lo que sale, a lo que sientes. Sobre todo, intenta no mirarlo objetivamente o según lo que nos han contado que es importante.

Ahora prueba a hacer esta lista teniendo en cuenta lo que te hizo sentir mejor a ti. Puedes colocar todos los momentos en la línea temporal (la tuya) que encontrarás en la página siguiente.

MI LÍNEA TEMPORAL

5

VIVIR ENSIMISMADA: NUESTRA RELACIÓN CON EL MIEDO Y EL MALESTAR

Imagina que estás en una habitación sin puertas de salida. Pasas muchas horas en ella, en tus pensamientos y reflexiones, sueños e ideas, pero no puedes ver más allá de esas cuatro paredes. Es muy complicado que dentro de esa habitación puedas conectar con algo que no sea tu propia realidad interior y todo lo que pasa por tu mente. Ahora piensa que estás en una habitación con muchas salidas, con un ventanal desde el que ves el mar, la arena, a las personas que se bañan en la orilla. Probablemente estarías observando qué hacen, de qué hablan, cómo se mueve el mar, y no tendrías mucho espacio para pensar en ti misma o en tus pensamientos. Te dejarías llevar más por el aquí y el ahora.

Esto es justo lo que nos ocurre a las personas que tendemos a sobrepensar, nos sentimos en una habitación cerrada, sin salidas, atrapadas en nuestra propia mente sin una puerta que nos saque de ella. De hecho, puede que te hayas visto a ti misma diciendo: «Solo necesito unas horas de no pensar para tener más claridad». Y es que, sí, pensar mucho cansa también mucho. El *overthinking* y vivir ensimismadas influye en nuestra toma de decisiones, en nuestro miedo al futuro y en cómo gestionamos nuestro temor a pasarlo mal y sufrir.

Todo aquello que no hice: el miedo al error

Hace unas semanas, estaba hablando con una de mis pacientes y me decía que creía que todo lo que le ocurría estaba relacionado con su miedo a equivocarse. Que quizá daba muchas vueltas a las cosas porque temía no saber elegir bien. Aunque tiene parte de razón en que el miedo a equivocarnos puede ser un gran detonante de bucles de dudas eternas, se trata solo una de las puntas del iceberg.

Todos tenemos miedo a equivocarnos, puede que unos más que otros, pero la cuestión es por qué lo sentimos como algo tan irreparable que nos puede llegar a bloquear. Seguro que alguna vez has visto que alguien cercano a ti ha tenido miedo a la hora de decidir sobre un posible cambio laboral o personal y que, a pesar de estar muy asustado, ha decidido lo que creía más conveniente o mejor para la situación que atravesaba. Porque, **aunque sentía miedo, no se sentía paralizado por él**.

En cambio, otras veces, ante la toma de decisiones y el miedo a equivocarnos, algunas personas nos quedamos totalmente congeladas. En una duda que parece no terminar nunca. ¿Por qué nos pasa esto? En primer lugar, porque **nuestras vivencias acerca de la toma de decisiones y los errores pueden ser muy diferentes**. No es lo mismo haber visto a nuestros padres equivocarse y saber recuperarse de ello que haber vivido en una familia en la que el error se penaliza mucho. No tienen por qué haberte castigado o criticado por equivocarte; quizá solo se preocuparon en exceso o le dieron muchas vueltas a cómo podrías haber evitado ese error, o incluso se asustaron más que tú. Sea como sea, el asunto es que muchas personas aprendimos a tener miedo al fallo.

Porque sentíamos que equivocarnos podía ser algo muy complicado de superar.

Marta, una de las pacientes con las que he trabajado estos últimos años, dudaba mucho acerca de su relación. Sentía que su pareja ya no era lo que ella quería para su vida, pero, a la vez, se sentía totalmente paralizada a la hora de tomar la decisión de dejarle. Cuando lo compartía con su madre, esta siempre le decía: «Pero ¿estás segura? Con lo buena persona que es. ¿Y si luego te arrepientes?».

Cuando hablaba con ella en nuestras sesiones de psicoterapia, era una de las frases que ella más repetía: «Tengo miedo de dejarle, porque es muy buena persona y temo arrepentirme dentro de unos años de haberle dejado escapar». **El miedo al futuro** también es uno de los miedos que influyen más en el *overthinking*. Imaginamos muchas situaciones con finales catastróficos, precisamente porque reflejan nuestro temor más profundo a sufrir, y nos quitamos, sin querer, la oportunidad de visualizar que también nos pueden salir las cosas bien, que también pueden pasarnos cosas buenas. Nuestros miedos son muy aprendidos, y ella había aprendido a decidir muy asustada por las consecuencias, el futuro y la culpa que sentiría si se equivocaba. ¿Te imaginas lo distinto que sería si, en lugar de esa respuesta, su madre le hubiera dado otra? Quizá si Marta hubiera recibido otro tipo de *feedback*, se hubiera podido entender mejor a sí misma. Y probablemente habría aprendido a no temer tanto el sentimiento de culpa si el día de mañana creía que no hizo lo correcto.

No te quiero poner este tipo de ejemplos para que caigamos en el error de juzgar a los demás por no hacerlo suficientemente bien, sino para que juntas analicemos cómo nuestro entorno nos acompaña ante las decisiones. Porque, sin duda, nuestro entorno nos influye, y es importante tomar conciencia de cuáles son los mensajes que han hecho que hoy creamos que, si tomamos una decisión desacertada, luego no podremos soportar la culpa que eso nos generará.

Otra de las cosas que influyen en que algunas personas nos paralicemos por el miedo a fallar es **el miedo a decepcionar a los demás**. Nos preocupa especialmente no cumplir con las expectativas que tienen los demás sobre nosotras, aunque a veces no nos las hayan transmitido con claridad.

Astrid tenía dieciocho años y en unos meses tenía que elegir la carrera que supuestamente iba a marcar toda su identidad laboral. Una decisión compleja, está claro. Estaba inmersa en un mar de dudas, no tenía claro lo que quería hacer. Cuando hablaba con su entorno, todos le aconsejaban la opción que siempre habían considerado para ella. Ante su falta de rumbo, creían que lo que necesitaba Astrid era que alguien le indicara el camino.

Cuando empecé a hablar con ella y a intentar desentrañar qué era lo que más le hacía dudar, nos dimos cuenta de que en realidad ella ya tenía alguna opción más clara que otras, pero no sabía si era la correcta o la que les gustaría a las personas de su entorno. Lo que debíamos trabajar no era seguir valorando opciones, sino conectar con lo que sentía, que era un miedo absoluto a equivocarse cuando eligiera. Astrid no necesitaba pensar más alternativas, necesitaba **tener el permiso emocional de su entorno para su elección**. Y también **el permiso incondicional de equivocarse**.

Astrid quería estudiar Diseño, pero su familia esperaba que siguiera la estela familiar y estudiara Derecho, como el resto de ellos. Le preocupaba mucho cómo reaccionarían sus padres. No que estos se enfadaran con ella o la intentaran persuadir de lo contrario, sino que sentía que, en el fondo, si tomaba esa decisión, los iba a defraudar. Además, el hecho de verlos con ideas tan claras sobre qué era lo mejor para ella, le hacía poner en duda la validez de su propio criterio.

Este ejemplo me sirve para enlazar con el tercer punto, que también tiene mucho que ver con nuestro miedo a elegir mal: **no confiar en lo que queremos y sentimos**. Es muy difícil —y, desde luego, no es mi objetivo— que todos vivamos convencidos de que todo irá bien. De hecho, creo que hasta cierto punto está bien tener claro que en algunas ocasiones las cosas no saldrán como esperamos.

Sin embargo, necesitamos trabajar la confianza en nosotras mismas. No tener claro lo que sentimos y queremos acrecienta nuestro miedo a equivocarnos. Cuando nos toca elegir, en muchos casos lo que nos lo pone fácil es escucharnos, algo de lo que muchas estamos desconectadas. Si no hemos podido aclararnos sobre lo que deseamos, es más fácil que temamos equivocarnos. Es como si pusieras en una balanza los riesgos y los deseos. Si en el lado de los riesgos vemos mucho peso y en el de los deseos muy poco —por no tener claro lo que deseamos—, va a ser difícil que nos lancemos a decidir.

Confiar en nosotras mismas no significa tener garantías ni certezas absolutas, sino sostenernos en la incertidumbre que sentimos mientras empezamos a hacer aquello que somos (y que se oculta bajo las dudas), asignándole el valor que necesitamos darle.

Para empezar a cultivar la autoconfianza a la hora de tomar decisiones, he aprendido que lo mejor es ponerse pequeños objetivos, metas asequibles, que aumenten nuestra motivación y alimenten nuestra creencia de que podemos decidir por nosotras mismas y de que, si fallamos, no pasa nada. Por ejemplo, puedes empezar por:

- **Elegir un plan de fin de semana que** te guste a ti y proponerlo a tu grupo de amigas, corriendo el riesgo de que a ellas quizá no les convenza.
- **Escucharte a ti misma y tus deseos, aun cuando no tienes claro de dónde nacen.** Por ejemplo, si hoy no te apetece quedar, no hace falta que sepas el motivo por el cual no vas a hacerlo; simplemente respetando esa sensación ya estás aprendiendo a confiar en tu sentir y en ti misma.
- **Arriesgarte a incomodar a otras personas.** Siempre que digas las cosas desde la asertividad y el respeto, estará bien que puedas decir lo que necesitas, aun a riesgo de que otras personas puedan sentirse incómodas con ello. Confiar en ti no es hacer lo que tú necesitas sin mirar a los demás, pero tampoco

es no hacer lo que te hace falta por si a alguien le ofende. Existe el punto medio entre ambas posiciones.

- **Empezar a hacer cosas solo porque quieres hacerlas.** No se trata solo de autocomplacernos, sino de decirle al miedo: «Puedo elegir y me puedo equivocar, pero prefiero elegir».
- **Dejar de leer un libro simplemente porque no te está gustando, sin guiarte por las recomendaciones** de todas las personas que te han dicho que era el mejor libro de su vida. Espero que no te suceda con el mío, pero, si es así, esta será nuestra despedida (permíteme el dramatismo y la exageración que tanto me gusta). Puede parecer una nimiedad, ¿verdad? En cambio, bajo mi punto de vista como psicóloga, es imprescindible que tu voz empiece a sonar más alta que la de los demás en tu ocio.
- **Hablar aunque te tiemble la voz o sientas que lo que vas a decir no es lo más brillante u original** en una reunión social o laboral. Darte tu propio espacio refuerza la idea de que lo mereces y de que puedes confiar en que tú misma te lo darás.

Seguro que se te ocurren ahora mismo otras cosas pequeñas que no estás haciendo por **miedo a fallar, a no estar a la altura o a fallar a los demás**. ¿Qué te parece si te das unos minutitos para pensar en ello? Yo voy a hacer lo mismo, y voy a empezar por no coger el teléfono a partir de las ocho de la tarde. Nunca me ha gustado hablar por teléfono a esas horas y no sé por qué sigo haciéndolo. Seguramente, amiga, porque me preocupa que alguien se disguste conmigo. **¿Nos atrevemos juntas a confiar un poquito más?**

La inseguridad constante de ser quien soy

¿Por qué la mayoría de los motivos de consulta que entran en mi plataforma de psicoterapia tienen que ver con la autoestima y la autoconfianza? ¿Por qué nos cuesta tanto confiar en nuestros propios recursos? ¿Tiene algo que ver lo mucho o poco que confiemos en nosotras mismas para que caigamos en más espirales de *overthinking*?

La autoestima, para mí, es la mezcla entre conocernos, querernos y tolerarnos. Es fácil querernos cuando las cosas nos salen bien, el espejo nos devuelve la imagen que siempre hemos querido y los demás nos aplauden. Por eso también me parece imprescindible aprender a tolerarnos cuando las cosas no nos gustan, no salen bien o incluso cuando no sabemos ver nuestro valor. Creo que aspirar a querernos siempre de la misma manera y a vernos con los mismos ojos es aspirar a ser algo así como un robot estable en el tiempo. Los seres humanos fluctuamos mucho a lo largo de nuestra vida y no siempre nos vemos igual. Precisamente por este motivo incluyo la palabra «tolerar». Porque, a veces, con convivir con nosotras mismas sin machacarnos ya estamos haciendo mucho.

Por otro lado, en momentos en los que nos da miedo el futuro, equivocarnos o tomar malas decisiones, a menudo las personas de nuestro alrededor y también nosotras mismas nos forzamos a intentar confiar en que todo saldrá bien. Este es uno de los principales errores que podemos cometer: sentir que nuestra confianza tiene que depositarse en lo externo.

Es importante confiar en que la vida nos puede ayudar; seguramente, pensar así nos puede tranquilizar, y es una suerte ser optimista, pero **la base de la autoestima está en confiar en nuestros propios recursos y en nuestra capacidad para sobrellevar lo que venga**. Y algo que debemos tener en cuenta es que el miedo es la principal emoción que influye en esta confianza, pero también influyen otras como la vergüenza, la culpa y la frustración.

Recuerdo a Laura, una de mis pacientes más antiguas, a la que le daba mucho miedo prácticamente todo. Ella se sentía muy insegura y estaba convencida de que su principal problema era de autoestima. ¿Podemos querernos y sentirnos suficientes cuando el miedo lo atrapa todo? Yo creo que no. A veces, nos volcamos mucho en trabajar nuestros puntos fuertes y débiles, en lugar de pararnos a mirar qué emociones están involucradas en el proceso. En el caso de Laura, el miedo estaba muy presente debido a su situación familiar. Sus padres siempre le transmitían muchas preocupaciones: ante cualquier cosa, como un trabajo nuevo, se angustiaban y se preocupaban por si ella sería capaz de abordarlo. Probablemente, porque ellos mismos no se sentían capaces. Este aprendizaje sobre el miedo hizo que Laura conviviera con él mucho más de lo que ella creía. Ante las decisiones de su rutina habitual, se sentía encerrada en su propia mente, dándoles muchas vueltas a las cosas. Anticipaba, se planteaba todos los escenarios posibles y no se sentía capaz de abordar los conflictos que nos trae constantemente la vida. Aprender a gestionar el miedo, ponerle nombre y dejar de evitar cosas por el temor que le infundían le ayudó a sentir más confianza en ella misma.

Como te decía, esto también puede pasar porque la vergüenza forme parte de nuestra no regulación. El pánico por sentirnos avergonzadas también hace que desconfiemos mucho de nuestros propios pasos. Nos parece que cualquier cosa que hagamos puede hacernos sentir esa incomodidad que nos provoca el pudor. Puede parecer algo poco importante, pero está bien pararnos a considerar cómo esa emoción y tratar de evitarla nos llevan a dar muchas vueltas, a no decidir y a ralentizar los procesos que tenemos que afrontar, con tal de no pasar por la incomodidad que nos supone la vergüenza.

Las experiencias que hayamos tenido a lo largo de nuestra vida nos pueden haber hecho conectar con unas emociones más que con otras. Por eso siempre incido, como una parte fundamental de nuestro autoconocimiento, en que sepamos detectar qué emociones conviven más con nosotras.

El efecto túnel ante el dolor

¿Alguna vez has tenido algún tipo de dolor o lesión física? ¿Cómo has vivido el dolor? Si alguna vez te has hecho alguna lesión, como por ejemplo romperte un brazo, es probable que sepas de lo que te hablo cuando te digo que el dolor genera cierto efecto túnel. **Cuando algo nos duele, todo nuestro foco pasa a estar ahí.** Yo, que soy una paciente regular, cuando tengo dolor, sea del tipo que sea, no paro de quejarme. «Madre mía, hoy parece que me duele más que ayer», «¿Cuándo se me pasará? ¿Estaré haciendo lo suficiente para recuperarme?». Ya te puedes imaginar qué feliz está mi entorno con mi gestión del dolor, ¿no?

No quiero entrar a ver quién se queja más o menos, o si eres de mi club de personas que se quejan de manera profesional.

Pero sí quiero que reflexionemos juntas sobre **qué impacto tiene el dolor o malestar emocional en nosotras, porque es muy parecido al dolor físico**. Nuestro cerebro, en su magistral intención de protegernos y buscar soluciones a todo lo que nos ocurre, recibe una alarma ante el dolor y se activa. Es como si tuviera una linterna y, de repente, el foco solo se dirige a ese punto que nos duele. La amígdala, una estructura subcortical —es decir, debajo de la corteza cerebral— y que se encarga de regular nuestras emociones, toma el control y busca resolver aquello que está sucediendo. La manera en la que la amígdala nos transmite su necesidad de resolver nuestro puzle inacabado y de recuperar la seguridad o el control es enviándonos sensaciones de miedo, ansiedad, alerta o incluso empujándonos a reaccionar de la forma que podamos: bloqueándonos, huyendo, evitando, complaciendo o defendiéndonos. **Para la amígdala, lo importante es sobrevivir y no que nuestra respuesta sea la mejor o la que nos gustaría tener.** Si no encontramos la manera de regular lo que sentimos, nos podemos quedar inmersos en cierto bucle emocional. Todo este funcionamiento es protector.

Nos quedamos en bucle porque sentimos que es la única manera que tenemos de hallar la solución a lo que nos ocurre.

Al estar nuestro cerebro en ese estado de alarma, este considera que, si seguimos pensando, resolveremos antes nuestros desafíos. Paradójicamente, cuanto más pensamos, más agotadas y desreguladas estamos. Esto, como te decía, no significa que nuestro cerebro quiera ponernos palos en las ruedas o complicarnos el proceso, sino que busca encontrar soluciones. **Lo que pasa es que, a veces, no hay soluciones como tales a nuestro alcance.**

Podemos pasar horas pensando en cuánto nos preocupa lo que sucederá de aquí a cinco años, pero realmente no podemos hacer nada a corto plazo para solventarlo. Si no nos centramos en gestionar lo que sentimos, darle espacio a nuestra regulación corporal, respirando, volviendo al presente, atendiendo a nuestra emoción con cariño y compasión, podemos quedarnos horas y horas pensando y que nuestro cerebro siga buscando respuestas que no va a encontrar por el momento. Con el cansancio que eso puede suponernos, claro.

Imagina que mañana tienes una reunión con tu jefa y sientes mucha presión por dar lo mejor de ti en la empresa, ya que llevas poco tiempo en ella. Seguramente estés nerviosa y sientas cierta angustia ante tu primera reunión, en la que al fin te van a empezar a dar *feedback* sobre cómo lo estás haciendo estos primeros meses en la empresa. ¿Te resultaría fácil pensar en otras cosas o pasarías la mayor parte del día anterior pensando en la reunión? Si eres de las que contesta la segunda opción, quiero decirte que es normal.

Cuando hay ciertos aspectos de nuestra vida que nos duelen, preocupan o angustian, y se dan en un momento concreto, como el ejemplo de esta reunión, es normal que podamos sentir cierto bucle o que no podamos pensar o dar espacio a otras cosas como nos gustaría. **Lo que necesitamos revisar es si ese funcionamiento forma parte de una constante en nuestra vida.** Si, ante pequeñas cosas del día a día, también nos activamos de ese modo. De ser así, probablemente tendremos que hacer un trabajo de regulación emocional para que ese foco se viva con menos intensidad y tengamos más espacio para pensar en otras cosas, sentir otras emociones y, en definitiva, seguir con cierta normalidad nuestra vida.

Sé que ahora estás pensando ¿y por dónde empiezo? No te preocupes. En los próximos capítulos hablaremos, y mucho, de la regulación emocional. Por ahora, está bien que reflexionemos juntas y que veamos en qué punto te sientes en tu relación con el miedo y el malestar. Te dejo unas preguntas:

EJERCICIO

Párate unos minutos a reflexionar conmigo. Piensa en los últimos acontecimientos de tu vida (reuniones, visitas médicas, toma de decisiones importantes o rutinarias, situaciones sociales...) y apúntalos.

¿Cómo sientes que los has gestionado?

....

....

....

....

Examinando esos acontecimientos, ¿sientes que pudiste regularte y atender tus emociones o, por el contrario, que estas te desbordaron?

....

....

....

....

¿Qué es lo que crees que te costó más gestionar?

....

....

....

....

¿Te reconoces en esa manera de gestionarlo? ¿Siempre lo has gestionado así?

....

....

....

....

....

¿Sientes que entraste en un bucle y te costó salir?

....

....

....

....

Una vez terminó ese acontecimiento, ¿pudiste volver a tu estado de regulación o seguiste sintiéndote desbordada?

....

....

....

....

....

El futuro que estoy creando: cuando el presente no existe

Al explicar lo que te voy a decir ahora, me siento un poco como la típica abuela amorosa que te repite varias veces una anécdota, pero considero que es tan importante tenerlo presente que nunca me cansaré de contarlo. Cuando estudiaba Psicología, había asignaturas que me parecían más importantes o que me despertaban más interés que otras. Sin embargo, cuando empecé a trabajar, me di cuenta de que todas aquellas que me habían resultado menos impactantes eran precisamente las que luego iban a tener más impacto en mi rutina laboral en psicoterapia.

Recuerdo cuando nos explicaban en qué consistía el *mindfulness*. Por aquel entonces, yo ni siquiera era consciente de haber tenido ansiedad, aunque había convivido mucho con ella. Imagínate lo poco que me interesó aprender sobre *mindfulness*. Pensaba que eso no iba conmigo. Tras varios años, empecé a entender de lo que hablaban. **Cuando estudias *mindfulness*, te inciden mucho en «el aquí y el ahora», el anclaje al momento presente** y a lo que está pasando en este preciso momento. Yo, que siempre he sido una persona con una fascinante tendencia a anticipar, no entendía que «anclarse en el presente» pudiera llegar a ser cierto. ¿Cómo no ibas a anticipar? ¿Y si luego no me puedo jubilar por no haberme anticipado? Un poco dramática siempre he sido.

Es importante diferenciar la anticipación que es necesaria de la que surge por nuestros miedos y nuestra necesidad de sentir control.

La anticipación necesaria es la que nos hace sentir seguras, permite gestionar nuestra rutina y dar sentido a nuestra vida y al camino que queremos recorrer. Anticipar que el próximo mes tengo vacaciones y que, por tanto, ahora me toca llevar el trabajo al día para que luego se acumule lo menos posible representa una gran capacidad del ser humano. Ahora bien, si mi anticipación tiene que ver con hacer miles de formaciones, cursos, másteres, de manera compulsiva y sin que muchos de ellos sean siquiera necesarios, por miedo a perder mi trabajo el día de mañana tras años de carrera profesional quizá tiene menos sentido. De hecho, eso ni siquiera siento que sea anticipar. Es algo más parecido a entrar en la espiral del miedo y hacer todo lo que él quiere.

Cuando esto sucede, **ya no estamos anticipando, estamos sobrepensando**. Pasamos de prevenir el futuro a intentar predecirlo. Sería fantástico predecir lo que va a ocurrir, pero lo más parecido que tenemos a esa capacidad es nuestro cerebro intentándonos proteger, y, como ya te he contado al hablarte del funcionamiento de la amígdala, acostumbra a hacerlo de una manera muy concreta: poniéndonos en alerta ante cualquier peligro.

Así que el resultado del *overthinking* cuando se centra en anticipar y predecir lo que va a ocurrir en nuestra vida es **una mezcla entre catastrofismo y nube gris que nos deja muy sensibles emocionalmente**. Recuerdo cuando acabé mi carrera de Psicología. Cuando intentaba barajar opciones laborales, sentía que todas me venían grandes. Era normal, acababa de terminar una carrera y casi todos nos hemos sentido así alguna vez: inseguros. Pero, si a esa inseguridad le añades todas las horas que pasé pensando en lo que podía suceder, el resultado no pudo ser más dañino para mí. Mi mente no dejaba de pensar en posibles riesgos, no en posibles oportunidades. Y aunque luego, pasado un tiempo, te des cuenta de que no era para tanto, resulta que ya estás agotada de tanto pensar y de tanto malestar.

Precisamente por eso, es importante tomar más conciencia de qué estamos haciendo cuando pensamos. Poder parar un momento y decirnos: «Ya le he dado *play* al audio gris (es decir, el de sobrepensar en peligros), ahora voy a poner el audio blanco (esto es, el de las oportunidades que puedo llegar a tener)». No se trata de convencernos de que todo va a salir bien o de que los pensamientos negativos no sean factibles, sino de equilibrar la balanza entre lo que puede salir mal y todas las oportunidades que también podemos anticipar y que pueden motivarnos a seguir adelante, confiando y con un poco más de calma.

¿Podemos realmente dejar de preocuparnos?

Una de las preguntas más repetidas en consulta es si llegará el día en el que se pueda dejar de pensar tanto y anticipar menos. **Dejar de pensar, por suerte, no será posible, pero anticipar menos probablemente sí.** Y, para ello, necesitamos trabajar en nuestras facetas más controladoras.

Un muy buen punto de partida sería preguntarnos qué función está teniendo la anticipación para que sintamos que la necesitamos tanto. ¿Qué es lo que más nos asusta? ¿Qué es lo que estamos intentando controlar? ¿Por qué en mi historia de vida tiene sentido que me cueste confiar en el futuro?

Muchas veces, cuando intentamos controlar nuestro futuro y nuestra vida, es porque no nos sentimos suficientemente preparadas para dejarnos llevar.

El otro día, una de mis pacientes me decía que, con lo mucho que ansiaba poder vivir más tranquila, sentía que no se lo podía permitir. En su caso, esto respondía a haber crecido en un entorno muy inestable en el que ella tuvo que adoptar estas conductas de control para poder mantenerse a flote en el caos que la rodeaba. También puede que nos ocurra algo totalmente opuesto, como, por ejemplo, haber crecido en entornos donde todo estaba siempre muy planeado, controlado y claro. En cualquiera de los dos casos, es normal que nos haya costado llevarnos bien con la incertidumbre, a la que acostumbramos a ver como el mayor de los peligros.

No necesitamos amar la incertidumbre: necesitamos tolerarla. Tener una relación cordial con ella nos permite vivir con menos presión y con menos miedo. Te dejo algunos de los ejercicios que trabajo en consulta para gestionarla.

Si sientes que estás en un momento en el que no tienes el control y tienes la necesidad de anticipar, prever todo lo que puede pasar en tu vida y controlar cualquier pequeño paso que das, párate unos segundos y haz, en orden, estos ejercicios conmigo:

EJERCICIO

Ejercicio 5-4-3-2-1

Siéntate en un lugar tranquilo y a solas, y empieza observando cinco cosas que puedas ver a tu alrededor (la silla, la mesa, la botella de agua...).

Justo después, intenta conectar con cuatro cosas que puedas tocar (el bolígrafo, la manta, el móvil...).

Sigue encontrando tres sonidos que puedas escuchar (los pajaritos de la calle, los coches circulando, el ruido del router del wifi...).

Continúa intentando identificar dos olores distintos (quizá el tuyo propio o el de tu colonia, el de tu casa...).

Y acaba por saborear una cosa que tengas cerca.

Esta rutina es un buen comienzo para anclarse al presente, al aquí y al ahora. Una vez lo hayas hecho, puedes sentarte y, con un papel y un bolígrafo, escribir las cosas que eliges dejar ir. Puede que sean cosas de tu lista de tareas que no sientes que sean importantes o imprescindibles, o pueden ser miedos.

- «Dejo ir mi miedo al futuro, puedo confiar en mí».
- «Dejo ir la limpieza de casa hoy, puede esperar».

- «Dejo ir mi miedo por mi relación, encontraré la manera».
- «Dejo ir mi sobrepensamiento, merezco descansar».

Por último, te recomiendo que te tomes aunque solo sea diez minutitos para hacer algo por ti: escuchar una canción que te guste, dar un minipaseo, escribirle a alguien a quien quieres o comer algo que te encante.

A veces, buscamos grandes soluciones (yo la primera) para soltar definitivamente nuestro *overthinking* o nuestro miedo al futuro, pero lo cierto es que nuestra vida está compuesta por una suma de días. Lo que hagamos hoy ya tiene una repercusión directa en nuestros patrones. Por eso siempre recomiendo pequeños pasos que nos acerquen al objetivo, precisamente porque esto va de tener un día a día más amable. Estos ejercicios que te propongo no son omnipotentes, pero ayudan.

¿Son mis pensamientos o es la realidad?

Cuando aprendemos a detectar nuestro patrón de *overthinking* y tomamos conciencia de la cantidad de pensamientos intrusivos que irrumpen en nuestra rutina, queremos saber diferenciar lo real de lo que se cuela en nuestra mente. A mi parecer, es un error, porque nos vuelve a encadenar otra vez en el pensamiento. Sí creo que es importante aprender a ver más allá del pensamiento y saber que no todo lo que pensamos es lo que ocurre, lo que sentimos o lo que queremos, pero analizar cada uno de los pensamientos que tenemos a lo largo del día solo hace que nos anclemos más a ellos.

Es mucho mejor coger perspectiva y observarlos, como si fuéramos un pájaro que está volando y que desde el cielo ve muchas casitas, prados y personas, sin detenerse en todo lo que ve, sino viéndolo todo a la vez.

EJERCICIO

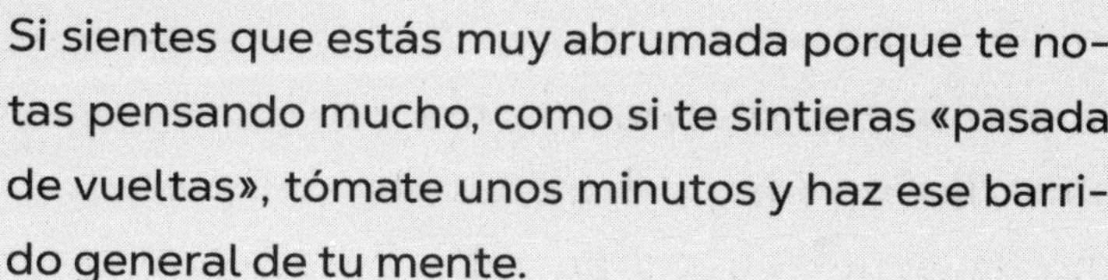

Si sientes que estás muy abrumada porque te notas pensando mucho, como si te sintieras «pasada de vueltas», tómate unos minutos y haz ese barrido general de tu mente.

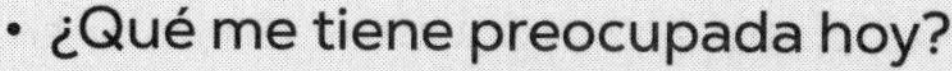

- ¿Qué me tiene preocupada hoy?
- ¿Por qué siento que estoy preocupada? ¿Ha pasado algo para ello?
- ¿Tiene sentido lo que estoy pensando?
- ¿Forma parte de lo que me preocupa o son pensamientos en liana y me hacen sentir perdida?
- ¿Hay algo de lo que he pensado y me ha preocupado hoy que deba tener en cuenta?

¿Cuál es tu relación con la evitación?

La evitación ha formado parte de mi vida durante mucho tiempo. Sin darme cuenta, evitaba cosas porque sentía que así no tendría que afrontar lo que sentía al hacerlas. **Mi relación con mis propias emociones era muy limitada, no me gustaba sentirlas, probablemente porque no sabía qué hacer con ellas.** Era consciente de que evitaba ir a algún concierto por si sentía ansiedad, pero no era consciente de hacerlo con otras decisiones por si me generaban malestar. Quizá cogía el teléfono a una amiga que me llamaba por miedo a que se enfadara si no lo hacía y sin darme cuenta de que no me apetecía hablar ese día, o evitaba ir a una revisión médica porque me incomoda mucho pensar en la enfermedad.

Todas estas evitaciones no hacían más que disminuir mi confianza en mí misma.

No era capaz de ver que lo que necesitaba era confiar más en que, pasara lo que pasara, aunque todo lo catastrófico que yo pensaba se hiciera realidad, podría sobrellevarlo. Antes decíamos que confiar en nuestras capacidades era esencial para la autoestima, pero es que, si no aprendemos a sostenernos en pequeñas cosas del día a día y a convivir con las emociones que nos generan, es difícil visualizarnos confiadas en desafíos más grandes y retadores.

Decíamos que debemos ir al día, a lo pequeño. Si ahora mismo sientes que te cuesta confiar en ti misma y que eso te lleva de cabeza a sobrepensar o a angustiarte, ten paciencia con tu proceso, pero no lo sueltes. **Intenta marcarte objetivos pe-**

queñitos que te ayuden a sentir que te tienes a ti misma. Quizá puedas empezar por realizar esa llamada que te da vergüenza hacer en lugar de ir sola al gimnasio, o por tener un rato a solas en lugar de no tenerlo, porque te sientes incómoda y no acostumbras a estar a gusto en soledad. **Tú te conoces mejor que nadie, aunque creas que no.**

EJERCICIO

Si detectas que la evitación forma parte de tu vida, pequeños retos como estos siempre son más reparadores que los grandes objetivos. Podemos empezar a hacerlo juntas. Si quieres, tómate unos minutos para escribir aquellas pequeñas cosas que crees que te ayudarían a acercarte más a esa versión de ti misma que confía en ella y que sobrelleva los desafíos.

....

....

....

....

....

....

....

....

....

....

....

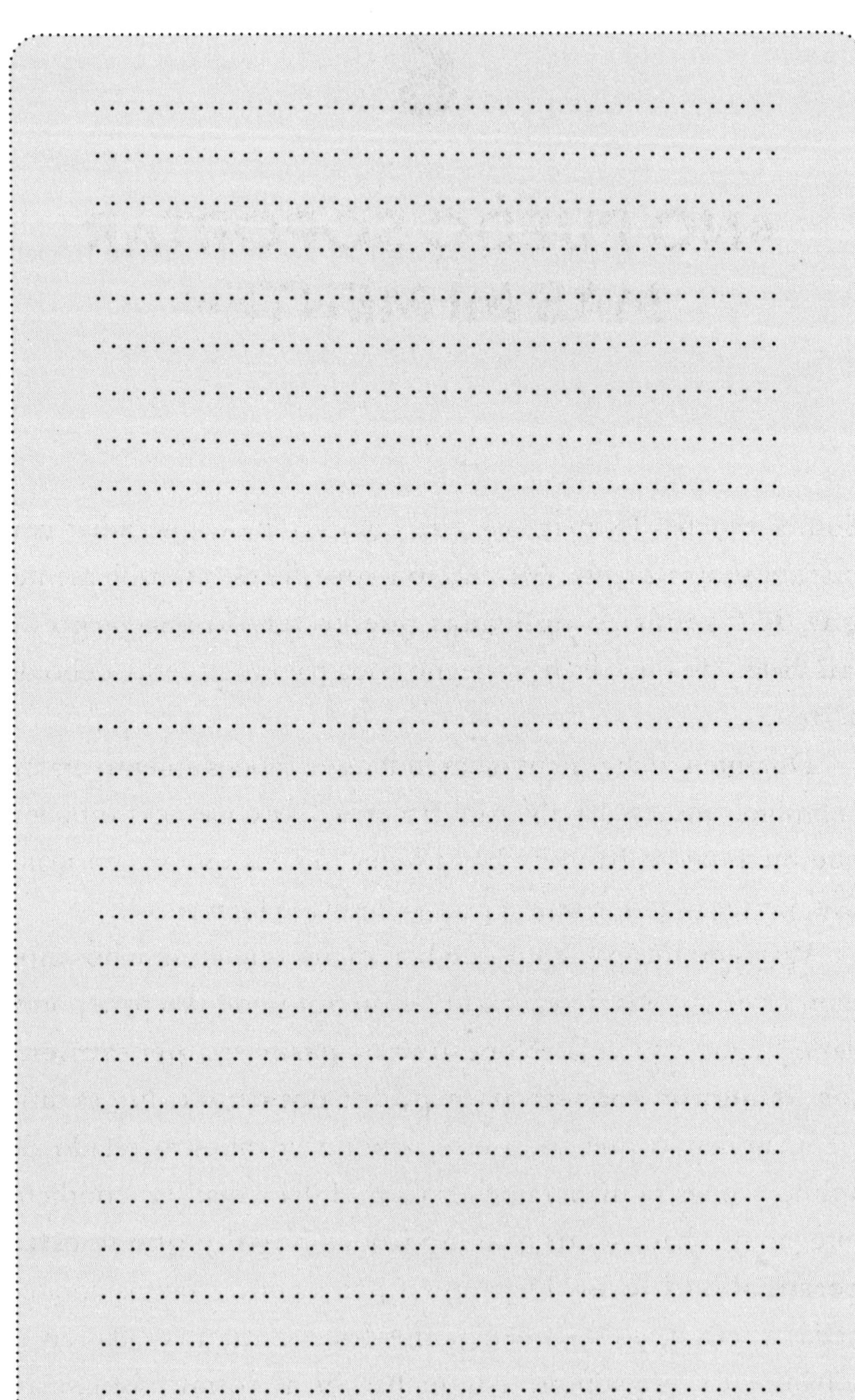

6

«NO PUEDO SOPORTAR MÁS MI MENTE»

Somos muchas las personas que hemos tenido que lidiar con nuestra propia mente. Mi relación con ella es, probablemente, **una de las más complicadas que he tenido a lo largo de mi vida**. Sin que ella haya hecho nada para merecerlo, debo de aclarar.

Durante mucho tiempo entendí que mi pensamiento era mi enemigo, que estaba ahí para hacerme las cosas más difíciles, que me boicoteaba y me hacía tener miedos que yo, en realidad, no tenía, y que nunca podría llevarme bien con él.

Varias de mis pacientes me han dicho que en muchos momentos de su vida deseaban tener un botón de *stop* para poder darle tregua a su vida. **Necesitaban parar sus pensamientos de alguna manera para poder continuar.** No es difícil imaginar lo que todo esto supone en nuestro estado de ánimo y nuestra manera de afrontar el día a día. Ese conflicto interno nos hace sentir **que la vida es hostil y que nuestra personalidad lo es**. Llegamos a pensar que estamos condenadas a ser así, y esta creencia nos hace sentir atrapadas en el sufrimiento que supone esta lucha con nosotras mismas, sin salida.

El hecho de haber vivido esto en mis propias carnes y que muchas de las personas a las que acompaño en terapia se identifiquen con este conflicto que supone cogerle una manía terrible a nuestra propia psique me hizo pensar en lo importante que era tratarlo en este libro.

Sobre todo porque, cuando esa batalla ha empezado, aparece una nueva protagonista: **la voz crítica, que nos carga de culpa**. Una voz que cuestiona quiénes somos, qué queremos, por qué somos así y por qué somos incapaces de dejar de batallar y simplemente fluir.

Cuando la voz critica y la culpa aparece

La culpa que aparece en personas con tendencia a sobrepensar no lo hace por sí sola. **Sus raíces son más profundas de lo que podríamos imaginar.** Sigmund Freud, en su obra *El yo y el ello*, publicada en 1923, explicaba que en nuestra psique coexisten tres instancias: **el ello, el yo y el superyó**.

- El **ello** hace referencia a nuestros impulsos, **nuestras necesidades, deseos y al placer sin consecuencias.**
- El **superyó,** en cambio, es la instancia que vela por nuestros compromisos morales y éticos, el que **busca proyectar la mejor imagen de nosotros mismos.**

- Y después está el **yo**, intentando mediar entre los otros dos, para **satisfacer nuestras necesidades sin romper las normas.** Cuando el yo no puede conseguir esa mediación, empiezan a aparecer los síntomas que nos llevan de un lado a otro.

No sé si alguna vez has sentido ciertos bandazos en tu interior. Como si algunos días fueras muy estricta contigo misma y te colocaras en ese rol de padre o madre exigente, mientras hay otra parte de ti que a veces se desata de cierta manera: actúa de forma más impulsiva, no piensa en los demás y quiere simplemente vivir, o incluso estalla en una rabia que no sabe gestionar. A mí esto me ha pasado en más de una ocasión con el tabaco. ¿Cómo una persona como yo, que siempre está tan alerta de hacer las cosas bien, ha sido fumadora? **Esa dualidad en mí me generaba muchos conflictos internos.** Evidentemente, no es sano ni recomendable fumar, pero mi perspectiva de mí misma estaba dividida entre estas dos partes que te comento: la que tiene claro lo que debe hacer y la que se deja llevar sin tener en cuenta su salud. Parecen incompatibles, ¿verdad?

Nos han hecho pensar que no podemos coexistir con varias dimensiones de nosotras, pero, créeme, es lo más sano que nos podría pasar. Que no haya una sola dimensión de nosotras. La rigidez y el no permitirnos tener matices nos lleva a luchar por decantar la balanza, sin darnos cuenta de que lo que necesitamos es observar cada uno de nuestros matices. Porque todos ellos nos ayudan a entender mejor quiénes somos y cuáles son nuestras necesidades.

Y nos permiten lidiar con la culpa que nos genera no ser el ideal perfecto que nos gustaría ser.

A veces, nos sentimos culpables por ser demasiado sobrepensadoras y rígidas; otras, nos culpamos por habernos dejado llevar de una manera que nos hace sentir mal con nosotras mismas de nuevo. En ambas ocasiones está el superyó diciéndonos: «Hazlo mejor, debes superarte, ser tu mejor versión». **Acostumbramos a tener dificultades para integrar el placer con el «debería», y esa lucha nos lleva a elegir siempre entre uno de esos dos bandos.**

Existe un modelo, que aprendí a través de mi compañera Marta Segrelles, llamado Internal Family Systems (IFS), que, al igual que la teoría de Freud del ello, el yo y el superyó, nos ayuda a entender por qué existen esas contradicciones dentro de nosotras y que estas son las respuestas de las distintas caras —o yoes— que existen en nuestro interior, **formadas por emociones, impulsos, creencias, experiencias, que buscan ayudarnos a sobrevivir a los desafíos de nuestra rutina diaria**.

Algunas de estas vertientes son **protectoras** y se adelantan a todo lo que nos pueda ocurrir, ya sea como **mánagers**, buscando mantener el control y que nuestra vulnerabilidad aflore a través de mecanismos como el perfeccionismo o el pensamiento en bucle para evitar futuros catastróficos; o ya sea como **bomberos**, tratando de «apagar» los problemas y aliviar el dolor de la forma más inmediata posible cuando algo nos abruma, con conductas como la rabia, la disociación, las adicciones (como el tabaco), etc. Y también tenemos lados más **vulnerables**, producto de nuestras heridas y miedos más profundos, lados **que solemos «exiliar»** de nosotras para no conectar con su dolor y cuyas respuestas pueden ser la vergüenza, el miedo, la sensación de abandono, la tristeza...

Volviendo al ejemplo del tabaco, a mí personalmente me ayudó mucho entender qué función cumplía esa parte de mí que intentaba apagar el fuego tras un día estresante. Mi parte más impulsiva necesitaba tener una recompensa inmediata y se activaba a través del tabaco. Otras veces he sobrepensado hasta no poder más, intentando ver cómo mejorar mi situación laboral, que en su momento también fue muy precaria. También, por supuesto, he intentado no conectar con todo aquello que me dolía de mi infancia, pequeñas situaciones que fueron para mí traumáticas por el poco acompañamiento que sentí. Como, por ejemplo, cuando lo pasé mal teniendo que estudiar y nadie se dio cuenta de que necesitaba ayuda.

Es necesario cambiar la mirada crítica que carga de culpa nuestros recursos por una que resista esa culpa y mantenga la compasión hacia la manera en la que intentamos seguir nuestro camino.

Te estarás preguntando **qué papel tenemos nosotras en medio de todas estas facetas**. El modelo de IFS habla del concepto del *self*, nuestra esencia más real y equilibrada, que posee cualidades como la curiosidad, la calma, la claridad, la conexión, el coraje, la creatividad y la compasión, herramientas con las que podemos acompañarnos cuando las necesitamos y tomar las riendas de esas vertientes de nosotras que pueden generarnos cierto malestar con sus respuestas. Todas estas cualidades existen de manera innata en todas nosotras y podemos acceder a ellas si hacemos el trabajo de autoconocimiento y conexión necesario.

El *self* es esa versión de ti que no está atrapada ni en el miedo ni en la necesidad de resolver, sino que es la que nos permite escuchar a nuestras distintas facetas, mirarlas con compasión y atender a cada una de ellas para que coexistan de una manera mucho más efectiva y amable para nuestra experiencia.

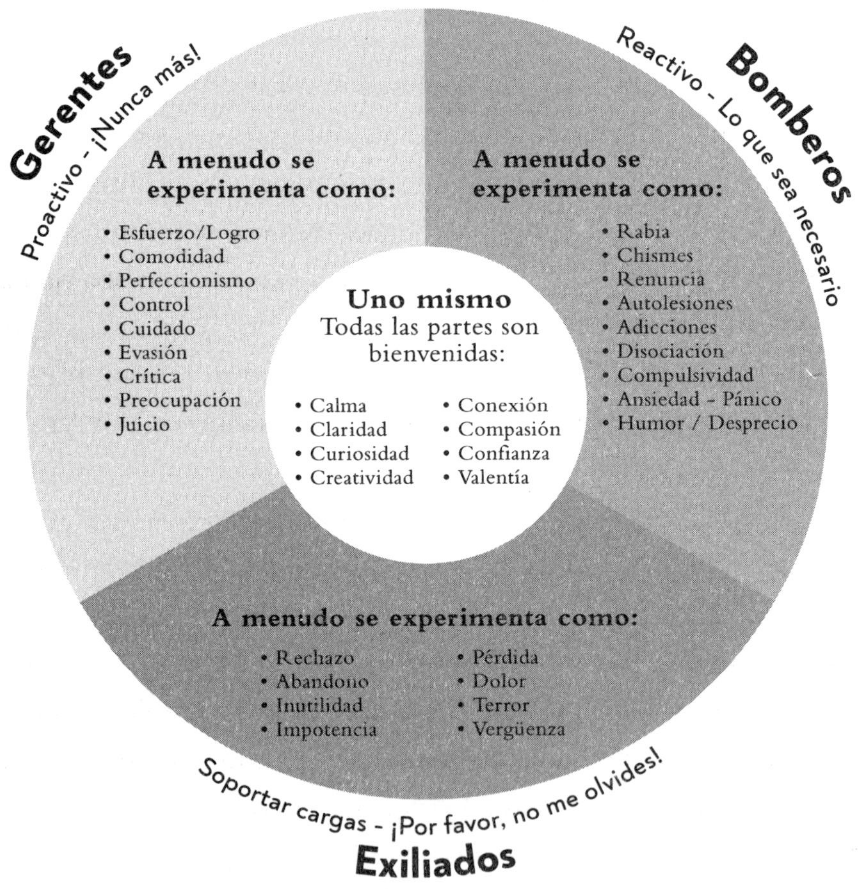

FUENTE: «Liberarse a uno mismo», Emma Redfern

Esta falta de integración entre todo lo que forma parte de nuestra manera de funcionar, nuestros deseos y nuestras normas internas, nos genera síntomas diversos y hace que entremos en conflicto con nosotras mismas.

Estamos buscando una hoja de ruta demasiado rígida. Nos estamos exigiendo demasiado y no nos estamos permitiendo vivir nuestros matices, nuestros deseos alineados con nuestros valores.

Para que entiendas mejor esto que te estoy explicando, deja que te hable de una de las personas a las que acompaño en terapia. En su infancia, Sofía se sintió poco vista; sentía que su familia era muy distinta a ella y lo vivió como un constante rechazo a su forma de ser. Siempre le decían que pensaba demasiado, que tenía que vivir más despreocupada y que esa actitud podía cansar a los demás. Sin duda, se lo decían para protegerla, pero el efecto que tuvo fue que creció pensando que había algo malo en ella.

Conforme fue pasando el tiempo y esa creencia de «no soy suficiente» siguió macerándose en ella, mantuvo durante varios años una relación de pareja. Finalmente, esa relación, sin motivo aparente, se rompió por parte de su pareja. Para ella, el *shock* fue enorme, y la falta de razones claras de su pareja la llevó a pensar en algo que había ido almacenando toda su vida: «Me ha dejado porque soy demasiado exigente y sobrepienso demasiado, se debe de haber cansado». Nadie se lo había dicho en esa etapa (de hecho, su expareja no le había dado explicaciones para dejar la relación), pero esa idea estaba tan integrada en ella que ya no era necesario que nadie la repitiera. **Lo había creído, la había definido.**

Esta vivencia traumática de que su pareja la dejara de la noche a la mañana le hizo sacar sus propias conclusiones, y se prometió a sí misma que nunca volvería a demostrar su manera de ser a los demás, o que, al menos, no volvería a mostrar esa faceta suya que había sido tan juzgada: la supuesta parte exigente. Esa exigencia y ese perfeccionismo no volverían a aparecer en sus relaciones y así se aseguraría de que no volverían a dejarla ni ella a sentirse rechazada. Con el tiempo, la siguiente pareja que tuvo fue una persona totalmente distinta a ella: una persona que defendía la idea de vivir el momento, de no planear el futuro, de no estresarse por las tareas de casa y de ir fluyendo con la vida según pasaban los días.

Sofía intentaba aceptar esta manera de ser de todas las formas posibles, porque, para ella, no solo significaba conseguir estabilizarse en una relación, sino sobreponerse a todas aquellas dimensiones que la componían y que rechazaba de sí misma. Esa relación, sin que ella fuera consciente, simbolizaba la demostración de que podía ser diferente, podía fluir más.

Pero estaba nadando contra la marea; Sofía vivió con mucho sufrimiento toda esa relación. Estaba intentando fomentar una versión de sí misma que era la que menos presente estaba: la que disfrutaba de las cosas, se permitía el placer del momento, se dejaba llevar, fluía, se enfocaba en el ahora. E intentaba evitar del todo su lado más estricto: el que pensaba y planeaba todo hasta el más mínimo detalle, el que tenía claro lo que quería y la llevaba incluso a ser rígida en ocasiones.

Quizá pienses que «forzar la máquina» de esta manera es una muy buena idea, porque así salimos de nuestra zona de confort y nos permitimos descubrir y vivir cosas que, desde el bucle del *overthinking*, no podemos experimentar. Si su problema era que pensaba demasiado y le daba demasiadas vueltas a todo y ahora conseguía no hacerlo, la gestión era genial. **Pero ¿es esto sostenible realmente?** La idea es muy lógica, pero poco factible. Porque Sofía no era así. Sofía planeaba, quería tener claras las cosas, se molestaba ante el desorden y quería saber hacia dónde iba la relación, no solo fluir. Aunque también quería disfrutar, claro. Pero esa faceta que se permite el placer, sencillamente, no puede hacerlo si la otra no está presente, si no la escucha. De una manera u otra, la parte sobrepensante y exigente acabará expresando su descontento ante el nuevo *statu quo* y haciendo acto de presencia. Y, si la hemos ignorado durante bastante tiempo, puede aparecer chillándonos, generándonos malestar.

Este ejemplo tan sencillo nos muestra cómo nuestras creencias, arraigadas desde la infancia, sobre lo que es mejor que mostremos de nosotras mismas y lo que no nos llevan a menudo a conflictos internos sobre quiénes somos o deberíamos ser que nos confunden cada vez más.

En nuestro intento por adaptarnos a lo que los demás esperan de nosotras, disociamos aspectos de nosotras que son importantes para nuestro bienestar. Aspectos que nos hacen ser quien somos.

En algún momento de nuestra vida aprendimos que teníamos que borrarlos, que tenían que desaparecer. Esa culpa que sentimos por no ser suficientemente buenas para los demás nos lleva a querer ser otra persona. **Y esa es la batalla más dura que podemos librar.**

Parte del proceso de Sofía en nuestras sesiones de psicoterapia se centró en que se reconciliara con aquello que habían criticado tanto en su infancia de ella, críticas que había interiorizado. ¿Qué pasa si tiendo más a sobrepensar? ¿En qué me convierte eso? ¿Solo me define ser una persona que se preocupa? ¿O hay otras vertientes de mí que también me definen? ¿Cuáles son? ¿En qué momento aprendí que ser yo estaba mal? ¿Cómo puedo reconciliarme con lo que verdaderamente soy? **Todas estas preguntas nos ayudan a identificar quiénes somos más allá de nuestros síntomas o conductas.**

Porque sí, somos más allá de eso,
aunque ahora quizá no lo creas.

Algo que tal vez no supieron hacer nuestros seres allegados. Nos vieron a través de nuestros síntomas, sin darse cuenta de que estos nacían de un conflicto, de esa dicotomía entre buscar ser queridas por ellos y, a la vez, permitirnos ser nosotras mismas. Y está claro que, cuando nos toca elegir entre defender nuestra identidad o ser queridas, casi siempre optamos por lo segundo, renunciando así a facetas de nosotras que no solo necesitamos, sino que **merecen ser respetadas y honradas**. Porque, aunque a veces han sido molestas, **también nos han traído grandes aprendizajes y vivencias**.

Puede que te hayas sentido identificada con este ejemplo; si es así, me gustaría que, a continuación, te tomaras unos momentos para ti.

EJERCICIO

Con tranquilidad, sin prisa, en un espacio solo para ti, con la música más emotiva de toda tu lista de reproducción y con un bolígrafo, escribe todo lo que se te ocurra al intentar responder a las siguientes preguntas:

- ¿Qué aspectos de mí son los que menos me gustan?
- ¿Cómo están afectando realmente a mis relaciones o a otros ámbitos de mi vida, como el trabajo?
- De la familia y los amigos también se duda. ¿Siento que le estoy dando espacio a todo mi *self* o solo a las dimensiones que sé que los demás admiran o aceptan?
- ¿Hay alguna parte de mi esencia que no está presente en el ámbito de mi vida que quiero trabajar? ¿Qué nombre le pondría? ¿Por qué creo que no la estoy dejando salir, qué es lo que me preocupa o me da miedo de ella?

....

....

....

....

....

....

....

Las emociones en el cuerpo

El conflicto con el que coexistimos mientras esas distintas facetas que nos componen no se ponen de acuerdo entre ellas no solo tiene una repercusión en nuestra mente, sino que **afecta a nuestro cuerpo también, pues viven en él**. Cuando no encontramos las respuestas que nos ayudarían a gestionar nuestras emociones, nuestro cuerpo empieza a responder por ellas. Y suele hacerlo de maneras que, aunque son desagradables, como ataques de ansiedad y tantas otras somatizaciones, **son nuestro salvavidas: nos están avisando de que hay algo por hacer todavía.**

Cuando empecé mi proceso personal de terapia —toda una carrera de fondo—, no sabía lo que me iba a deparar. Yo creía que la psicoterapia iba a ser un espacio donde sacar más conclusiones, pensar más y comprender por dónde tenía que ir, y, para mi sorpresa, me encontré con un ámbito de reflexión —que no de *overthinking*—, muchas veces sin llegar a una respuesta concreta, y con un espacio que por fin miraba a mi cuerpo al completo.

Todas hemos observado nuestro cuerpo alguna vez en nuestra vida, **pero pocas hemos conectado verdaderamente con él**. Cuando tienes ansiedad, ¿dónde la sientes? Cuando sobrepiensas, ¿qué parte de tu cuerpo está más rígida? Cuando sientes tristeza, ¿qué notas en tu cuerpo? ¿Cómo influye en tus emociones el hecho de haber dormido menos o de haberte alimentado de forma diferente? ¿Cómo te sientes cuando llevas días sin salir de casa? ¿Cómo está tu cuerpo cuando haces deporte? No sé si tú habrás podido contestar a estas preguntas, pero, hace unos años, antes de iniciar mi propio camino, yo no habría podido, o lo habría hecho de una manera muy superficial, sin ser plenamente consciente.

Mi cuerpo me permitía poder hacer mi vida, pero no lo cuidaba ni lo miraba. **No entendía que parte de mis emociones estaban instaladas en él.** Que vivían ahí y que, si no lo atendía, se quedarían allí estancadas, gritando, pidiendo ayuda. Tardé años en entender que llorar me regulaba cuando estaba triste y que no era señal de que estaba gestionando mal mi malestar, sino más bien todo lo contrario. Y todavía tardé muchos más años en entender que a veces sentía ansiedad porque lo único que mi cuerpo quería era moverse más y soltar energía tras un día sentada en una silla trabajando. Para mí, todo era ansiedad. Pero no podía describir las emociones que existían bajo las capas profundas de esa ansiedad.

No sabía escuchar a mi cuerpo, y hacerlo puede darnos esa respuesta que tanto ansiamos.

Es curioso, porque siempre tuve claro que mi mente estaba llena de pensamientos relacionados con el miedo. Siempre me había descrito a mí misma como una persona miedosa, pero no conectaba con ese miedo en mi cuerpo. La primera vez que conduje un coche, algo que, tras posponerlo muchos años, era evidente que me asustaba, no sentí el miedo. Cuando acabé mi primera práctica, llamé a una amiga y le dije que me había sentido como si jugara a un videojuego relacionado con coches. Mi cuerpo estaba ahí, mis pensamientos y mis emociones también, pero digamos que no había conexión entre ellos. Mientras pensaba «Creo que voy con el coche demasiado pegado a mi derecha», mi cuerpo se mostraba aparentemente tranquilo. Esto se debía a una falta de conexión, como si las alarmas de mi cuerpo se hubieran apagado.

Tiene sentido; después de tantos años sin tenerlo en cuenta, empezó a «callarse» en los momentos de inquietud y «hablaba» en otros momentos, cuando en teoría no tenía sentido que lo hiciera. Es la típica situación que las personas que hemos sufrido ansiedad hemos experimentado: vas por la calle y, de repente, tienes sensación de falta de aire y no entiendes nada. Si estoy bien andando por la calle, ¿por qué estoy teniendo ansiedad? Quizá porque has acumulado varias situaciones de desconexión como la que te cuento de mi primera práctica de conducir. Antes de empezar a integrar mi cuerpo en mi trabajo terapéutico, cuando tenía ansiedad, creía que era porque estaba pensando de manera negativa y que, si conseguía ser más positiva, ya no tendría esos síntomas. Como ves, no hacía nada con mi cuerpo, solo buscaba forzar mi mente en una dirección.

Cuando empecé a observar cómo había sido mi día, cómo había estado mi cuerpo, comencé a entender muchas cosas más. Me di cuenta de que, en el momento de entrar en el cine, no sentí ansiedad porque fuera miedosa y acostumbre a pensar de forma catastrófica, sino porque, sin tener nada que ver por cómo pienso, mi cuerpo se sentía incómodo por el repentino exceso de ruido y la poca luz. Y eso me permitió cambiar la perspectiva.

Dejé de luchar por pensar distinto y me centré en preguntarme qué necesitaba mi cuerpo para aclimatarse a ese cambio de estímulos.

Todo esto me ayudó a ver que, si llegaba con más tiempo de antelación, me sentaba tranquilamente, me iba diciendo que todo estaba bien, que solo me estaba aclimatando, y que, si lo necesitaba, saldría a despejarme, me calmaba. Ya no necesitaba sentir ansiedad, porque había conectado con mi cuerpo. Mi cuerpo se sentía atendido y yo segura de que entendía lo que este necesitaba.

Lo mismo ocurrió cuando empecé a darme cuenta de que yo no tenía un problema con las últimas horas de la tarde por el miedo a no dormir, que durante tantos años me había acompañado. Las vísperas eran un momento horrible para mí, en el que me obsesionaba sobre las horas nocturnas, temiendo el momento de echarme en la cama y no ser capaz de pegar ojo durante horas y horas, y con una mente sobreestimulada que fácilmente entraba a repasar todo lo que había hecho o lo que quedaba por hacer en un bucle. Pero todo cambió cuando entendí que gran parte de ese problema se debía a que pasaba todo el día sentada en una silla trabajando sin apenas respiro y con un estrés enorme encima, y pretendiendo que mi cuerpo, que no había soltado energía en todo el día, se relajara de noche en un abrir y cerrar de ojos y se durmiera a la hora exacta que yo le pedía.

Una de mis grandes estrategias en épocas de ansiedad ha sido andar. Caminar mientras hablo con alguien que me cuenta cosas, con quien charlo y me distraigo mientras muevo mi cuerpo. Es el punto medio para mí entre la estimulación que necesito para no aburrirme y mover mi cuerpo. También me ha funcionado hacer ejercicio, en concreto pilates, dos mañanas a la semana. Leer ha sido otra de mis actividades este último año, de hecho, no he parado de hacerlo en mi tiempo libre. Además, me ha ido muy bien practicar respiraciones conscientes y estar varios momentos al día sin hacer nada, sin estímulos cerca. Pero ¿sabes qué? Todo esto tiene truco. Una vez has encontrado un recurso que te funciona genial, al mes siguiente ya no te funciona tan bien. Si te ha pasado alguna vez, quiero que sepas que es normal. A todos nos ocurre. Todos tenemos nuestros recursos estrella, o los estamos buscando, pero no siempre nos dan el resultado que queremos. Cuando estoy muy cansada, si intento leer, me duermo. Cuando estoy muy estresada, si intento leer, no paro de pensar en otras cosas. En definitiva, tengo tanta suerte que solo puedo leer en momentos muy concretos del día. Lo llevo con humor, pero fastidia mucho. Para alguien como yo, que me gustaría tener un folio colgado en la nevera con mi manual de instrucciones de autocuidado, fluir es todo un reto. Pero poco a poco me estoy reconciliando con la idea de que el autocuidado, como casi todo, también es una cuestión de «ensayo y error». Hay que ir cambiando, probando, fluyendo con nuestras necesidades, para que realmente el autocuidado nos ayude a bajar revoluciones y no se convierta en una estructura rígida que nos impide lo que de verdad necesitamos: distraernos, evadirnos, cuidarnos y disfrutar.

Cuando cambiamos las preguntas y las dirigimos a entendernos y descubrirnos en lugar de a juzgarnos y etiquetarnos, las respuestas nos conducen a una regulación emocional que, aunque les demos muchas vueltas a las cosas, en realidad nunca habíamos practicado todavía.

Conozco esa sensación: como piensas mucho, crees que estás trabajando en lo que te preocupa para estar mejor.

Pero, a veces (muchas, de hecho), no es cuestión de pensar más, sino de sentir más.

De escuchar a nuestro cuerpo y dar un sentido a sus comportamientos, acciones y reacciones. Creo que, si estás leyendo estas líneas, seguramente no voy muy desencaminada al decir que tanto tú como yo tendemos más a preguntarnos el porqué de las cosas que a cuidarnos y fijarnos en el qué. No lo digo porque sea adivina ni porque no confíe en nosotras, sino porque es lo que nos han enseñado.

¿Cuántas veces de pequeña te sentías triste y lo primero que te preguntaban era por el motivo de tu tristeza? Ahora intenta recordar qué pasaba cuando no sabías explicarlo, cuando no había una única razón para estarlo. Seguramente nada. Porque, si no hay un motivo localizable para sentirnos de cierta manera, parece que o lo encontramos, o no podemos atenderlo. **Y no es cierto.** Podemos superar el bucle constante de racionalizar lo que nos ocurre e irnos al cuerpo, a la emoción. **Podemos preguntarnos: ¿qué necesita mi cuerpo de mí con esto que siento?**

Sé que al principio puede parecer muy abstracta toda esta idea de hablar con el cuerpo, de observarlo y dejarlo sentir. No sabes cuántas veces me han preguntado que a qué me refiero exactamente cuando hablo de esto. **Quizá tú también te lo estás preguntando. Te entiendo. Yo tampoco lo comprendía.** Hasta que no empiezas a hacerlo y de repente tu cuerpo te contesta, por decirlo de alguna manera, no entiendes el impacto que tiene en ti.

EJERCICIO

Si esta es tu situación actual, si sientes que tu cuerpo no está conectado a tus emociones de tal forma que puedas entenderlo, te puede ayudar mucho pararte unas cuantas veces al día, en un lugar tranquilo, a hacer respiraciones profundas durante un par de minutos y hacerte preguntas sobre él.

Al hacer tareas automáticas, ¿sientes que las haces pensando en otras cosas y con prisa?

....

....

....

....

Cuando estás en el sofá descansando, ¿tienes que levantarte varias veces o tocar el teléfono todo el rato porque, si no, te sientes inquieta?

....

....

....

....

En un fin de semana libre, ¿sientes que tu cuerpo está nervioso o relajado?

....

....

....

....

¿Con qué actividades sientes que conectas más con el aquí y el ahora?

....

....

....

....

Si te fijas en tu respiración, ¿la notas calmada y regulada o sientes que, si hablas, ya no puedes respirar tranquila a la vez?

....

....

....

....

¿Alguna vez has pensado en cómo te sienta el café o ciertas comidas más pesadas o más estimulantes cuando los tomas? ¿Qué sensaciones tienes en el cuerpo al hacerlo? A mí me sirvió darme cuenta de que no podía tomar en un mismo día matcha con Coca-Cola, porque al final del día vivía en una montaña rusa de ansiedad.

....

....

....

....

....

Si hoy te preocupara tu estado de ansiedad, ¿qué actividad o momento crees que sería el mejor para calmarte y regularte?

....

....

....

....

Tu cuerpo ya sabe el camino de vuelta a casa

Hace un par de semanas, estuve en una de las sesiones que acostumbro a tener con una de las personas a las que acompaño en terapia desde hace varios años. Cada cierto tiempo, cuando coincide con un momento emocionalmente más bajo para ella, ya sea porque hace tiempo que no ve a su familia o porque sus amigas están menos disponibles para hacer planes, suele aparecer un bucle muy conocido por ambas que se traduce en palabras como «Ya vuelvo a estar como siempre, tengo un problema, esto no es normal».

Cuando Leire empezó su proceso de psicoterapia, su intención era mejorar ciertos aspectos que la hacían sufrir, como por ejemplo sus relaciones de pareja, las vivencias que había tenido a lo largo de los años con su familia o cómo le afectaba la poca disponibilidad de sus amigas a la hora de hacer planes. Quería hablar de cómo se relacionaba, entenderse mejor. Y, como en tantos otros casos, su objetivo se fue convirtiendo en que nunca más volviera a pasar por lo que ya había vivido. Esperaba poder desarrollar un proceso de psicoterapia a partir del cual ya no tuviera ningún tipo de problema relacional. Cuando ahondas mucho en lo que te ocurre, es normal «cogerle manía» a lo que sientes, odiar sentirte como lo haces. **A todas nos gustaría vivir con más calma.**

Precisamente por eso, cuando los síntomas vuelven, cuando regresamos a una situación de malestar similar a las que ya hemos experimentado, volvemos a la carga desde el cansancio, el hastío o la desesperación, luchando contra nosotras mismas, diciéndonos cosas como: «No me gusta como soy», «Si vuelvo a tener estos síntomas, es porque no me he recuperado», «Ya vuelvo a estar igual, estoy cansada», etc., y esto puede alimentar nuestro bucle de malestar.

No me malinterpretes: creo firmemente en el derecho a la pataleta, a la queja, a sentarnos un rato en el banco antes de seguir andando.

De hecho, ese juicio y esa queja nos hablan del cansancio que arrastramos. Durante mucho tiempo, yo misma he intentado decirme, en esos momentos de bucle, palabras amables, como «No pasa nada, es normal, vas bien», pero ya no creo solo en eso, ¿sabes? Ahora me siento conmigo misma en el banco y me digo: «Es normal todo lo que estás pensando, ya sabes que sueles pensar así en momentos como este, pero descansa». Porque necesitamos nuestros descansos.

En ciertos momentos de nuestra vida, el descanso puede ser no hacer nada o dormir mucho, pero, en otros, quizá es irnos a hacer deporte. Porque quizá necesitamos descansar la mente y no el cuerpo. En otros será tomar el sol, andar, salir con amigas o simplemente disfrutar. Tenemos una imagen del descanso muy rígida, y siento que cada una de nosotras debemos darle una forma personalizada para que realmente se adapte a lo que queremos y necesitamos.

Cuando el crecimiento personal se enfoca en hablarnos bien para calmarnos y seguir haciendo lo que debemos hacer, en el fondo es una manera de autoengañarnos. **De nada sirve que me hable bien si luego no descanso.** Evidentemente, hay días en los que la realidad se impone y no podemos hacerlo. Ahí es cuando siempre propongo algo que me ayuda mucho personalmente: igual que escribo en mi calendario las tareas pendientes a las que no pude llegar, me apunto los momentos de descanso que no pude tener. **Porque, aunque parezca difícil, hay que aspirar a tomarnos igual de en serio una cosa que la otra.** Queda bien dicho así, ¿verdad? Yo aún estoy en ello, no te creas que ya puedo marcar un *check* en esta tarea. Pero confío en que podemos hacerlo.

Todas atravesamos épocas que nos remueven más que otras, experimentamos emociones que nos cuesta más gestionar. Situaciones en las que nuestras tendencias habituales —como sobrepensar, dudar, no confiar— vuelven a aparecer con más fuerza de la que esperábamos, y **es normal que nos duela, nos frustre y nos canse**. Pero quiero dejarte algo muy claro: si estás trabajando o has trabajado en ello y te conoces, tu cuerpo te guiará a casa. Confía en tus recursos. Pero también quéjate y aprende a darte el espacio para descansar de la manera que necesites y cuando lo necesites.

En la vida, donde hay muchas incertidumbres y vaivenes que no podemos controlar, aprender a surfear la ola de la tensión y la incomodidad también es importante.

Sostener nuestro malestar es importante, recuérdatelo tantas veces como lo necesites. Permitirnos la queja es un alivio para personas que llevamos tanta carga con nosotras mismas.

La queja es una de las grandes maneras que tenemos de corregularnos con los demás. Cuando le expreso a las personas de mi alrededor una queja, estas pueden ayudarme. Sé que últimamente habrás escuchado muchos mensajes de lo «tóxico» que es quejarnos para nosotras mismas y para las personas que conviven con nosotras, pero a mi parecer eso es si solo percibimos la queja en un extremo de la balanza. No hablo de no estar conectados con el agradecimiento ni de estar siempre fomentando la queja y ya está. **La queja**, cuando nos permite aligerar peso, compartir nuestros miedos o frustraciones y, sobre todo, expresarnos, es una de las mejores maneras que tenemos para **resolver conflictos, desahogarnos y ventilar emocionalmente todo aquello que necesitamos soltar.**

Trazar tu camino de vuelta a casa

Muchas de nosotras hemos aprendido a ir por la vida en modo preocupado en lugar de en modo calma. La forma en la que hemos aprendido a pensar se caracteriza por una especie de hiperactividad constante que nos hace revisar miedos, vernos y ver los posibles escenarios de una manera catastrófica, sentir que nunca más volveremos a estar bien. **Tenemos que estar preparadas para ese tipo de momentos y situaciones, dar por hecho que volverán a aparecer y a generarnos ese mismo malestar.** Que volveremos a tener crisis o situaciones de mayor desregulación, y que necesitamos un trabajo previo para cuando la pequeña tormenta se acerque. Pero, recuerda: **tenemos otros recursos más allá del bucle** (que, recordemos, nos da una sensación de falsa seguridad) que pueden permitirnos llegar a ese estado de confianza y calma que buscamos.

En mis sesiones de terapia, me encanta dibujar **hojas de ruta** con las personas a las que acompaño, un breve listado de todas aquellas cosas que sé que necesito recordar o que sé que me sentará bien hacer en los momentos de *overthinking* desmedido y ansiedad. Que cada uno pueda tener su propio abecé sobre lo que sabe que le funciona —porque en cada uno es algo distinto— me parece maravilloso.

MI HOJA DE RUTA

- **Recuerda que esto pasará**; ya lo has vivido otras veces y ahora crees que no podrás volver a ver la luz, pero tu mente te miente.
- Ahora mismo estás muy asustada, te sientes atrapada y no te gusta lo que tienes que afrontar. No es cómodo ni fácil sentir estas emociones que para ti son tan incómodas, pero, con mucho cariño y cuidado, necesitas hacerlo. **No te des por perdida, inténtalo.**
- **Ten cuidado con cómo etiquetas lo que te pasa.** A veces, simplemente, estás sintiendo emociones incómodas y ya está. Y es que la vida en ocasiones también es eso.
- **Recuerda tus tres claves** (en mi caso: hablar, andar y leer). No lo olvides en momentos de crisis, aunque te cueste, pues es tu punto de anclaje. Cuando lo haces, estás mejor.
- No te fuerces a ir a otro ritmo distinto del que puedes llevar, no tienes prisa. Ahora nos toca adaptarnos a este ritmo, sin correr, respetando tu malestar.
- **No añadas puntos a la lista de obligaciones e intenta reducir todas las que puedas.** Ir estresada parece que te hace olvidarte de cómo te sientes, pero es justo lo que te trae de vuelta a estar ansiosa.
- **No te olvides de tu cuerpo.** Muévelo desde el disfrute y dedica algunos minutos a respiraciones conscientes todos los días.

- **Comparte este momento de tu vida con tus tres personas favoritas** y no lo hagas con quien te va a hacer sentir juzgada. No es momento para añadir presiones.

Ahora mismo la leo, desde un lugar de cierta calma, y pienso que no es para tanto, porque estoy tranquila y todo esto que he escrito ya me lo sé. Pero, cuando esté atravesando un momento más complejo, créeme que estaré tan ocupada dándole vueltas a qué me pasa y por qué me pasa que me irá bien que mi Laia sabia, más regulada y más calmada, desde el *self*, me haya dejado escrito esto en un papelito con cariño. **Son palabras amables que en un momento de desesperación se sienten como un abrazo.**

Lo que más me gusta de este ejercicio es **la aceptación** que hay detrás de ello. Cuando empecé a escribir mi diario emocional cada día, en el que detallaba cómo me sentía, cómo había ido la jornada y qué hubiera necesitado de mí para cuidarme mejor, y a crear este tipo de hoja de ruta fue cuando acepté que esto no había acabado, porque hay una parte de mí, que no puedo ni debo acallar, que siempre pensará un poquito de más, que dudará un poquito de más. **Y está bien así.** Qué bonito que seamos personas complejas y completas, con nuestras luces y nuestras sombras, porque eso es lo que nos hace únicas. Aunque a lo largo de los años habrá días en los que nos sentiremos perdidas u ofuscadas, aceptar esta realidad y buscar y ofrecernos recursos para acompañarnos en esos momentos de malestar implica ser conscientes de que nuestra salud requiere de nuestra energía activa, de práctica y constancia para desarrollar esa mente amable que sabe darnos lo que realmente necesitamos.

A problemas y dudas,
recursos y palabras amables,
y no bucles.

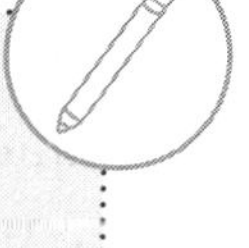

EJERCICIO

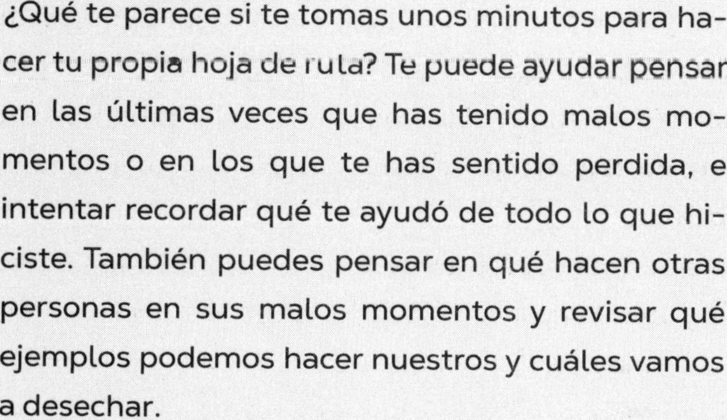

¿Qué te parece si te tomas unos minutos para hacer tu propia hoja de ruta? Te puede ayudar pensar en las últimas veces que has tenido malos momentos o en los que te has sentido perdida, e intentar recordar qué te ayudó de todo lo que hiciste. También puedes pensar en qué hacen otras personas en sus malos momentos y revisar qué ejemplos podemos hacer nuestros y cuáles vamos a desechar.

Por cierto, como a estas alturas del libro ya nos conocemos, déjame decirte una cosa: esta lista no es de por vida, porque, igual que la vida cambia, también nosotras cambiamos, y quizá hay cosas que ahora nos ayudan que dentro de unos años ya no necesitemos. Por eso, para ponértelo fácil, a la hora de trabajar en tu lista piensa en diez cosas que podrán servirte de aquí a los próximos seis meses, y luego ya veremos si la renovamos, ¿te parece?

TU PROPIA HOJA DE RUTA

-
-
-
-

TU PROPIA HOJA DE RUTA

-

-

-

-

TU PROPIA HOJA DE RUTA

- ....
....
....
....
....
....

- ....
....
....
....
....
....

- ....
....
....
....
....
....

- ....
....
....
....
....

7

UN CAMINO DE POR VIDA

En el transcurso de la redacción de algunos de los capítulos que has leído ya, tuve que hacer un parón. Sentí que no podía continuar con el ritmo que llevaba hasta la fecha, tanto a nivel laboral como personal. El año 2025 llegó pegando fuerte: tenía proyectos interesantes, mi plataforma de psicoterapia iba muy bien, estaba haciendo planes sociales que me gustaban mucho y, además, me sentía con mucha energía. Durante muchos años, había trabajado en mi propio proceso de psicoterapia mi relación con la estimulación, el exceso de trabajo y la manera en la que he aprendido a cuidarme: cuando ya me llega el agua al cuello, para que me entiendas. Tuve un gran bajón cuando sentí que había vuelto a tropezar con la misma piedra.

Me había pasado por alto a mí misma y mis sensaciones. Cuando sentí que tenía que parar, me disgusté muchísimo conmigo misma. ¿Por qué me había permitido recaer en hábitos antiguos? ¿Por qué me había dejado volver a caer? Esas eran las preguntas que rondaban mi mente. Y así empezó un nuevo bucle de *overthinking*. Pero, gracias al trabajo que había hecho previamente, conecté con una frase que me ayudó mucho: «La vida es un camino de por vida», valga la redundancia. Y entendí, una vez más, que esto no va de llegar a una línea de meta en la que ya hemos conseguido superarlo todo, sino de seguir aprendiendo, también en nuestros baches, sobre lo que necesitamos y lo que no. Desde esta vivencia personal, entendí que tenía que compartir el proceso que supone revisarse a una misma: un camino de por vida, que puede ser largo —y ojalá lo sea— y que podemos vivir con mucha más amabilidad y compasión de la que teníamos antes.

Anabel González, psiquiatra reconocida por su gran experiencia en trauma y sus numerosos libros sobre regulación emocional, trauma y EMDR, nos explica en su libro *Lo bueno de tener un mal día* algo que, cuando lo leí, me pareció sumamente sencillo y poderoso a la vez: a veces no se trata de tener recursos que nos ayuden a regularnos, sino de **dejar de dar tanto espacio a las tendencias o comportamientos enraizados en nosotras que no nos hacen bien**.

La realidad es que, a lo largo de toda nuestra vida, por mucho trabajo personal que hagamos, siempre aparecerán viejos patrones o aspectos de nosotras que intentarán gestionar las cosas como hacían antes, como, por ejemplo, nuestra tendencia a sobrepensar. Por ello, el objetivo no es tanto lograr que desaparezcan del todo o que dejemos de usarlas por completo, sino que lo verdaderamente importante es conectar con nuestra esencia, con ese *self* capaz de afrontar las situaciones con empatía y sabiduría, de manera que esas partes que nos generan malestar no tengan un papel tan dominante en nuestra vida.

Si, por ejemplo, ahora mismo tienes dudas obsesivas sobre tu relación de pareja y tu recurso habitual ha sido comprobar si te gusta o no de verdad mediante preguntas constantes, poner a tu pareja a prueba y preguntar a otras personas qué opinan sobre tu situación, por mucho que ahora te concentres en respirar conscientemente, leer, caminar un rato cada día antes de ir a dormir y compartir tus emociones regularmente en tu diario emocional, en algún momento necesitarás reducir la primera parte de tu lista interna, con todos esos recursos que te ofrece tu lado *overthinker*, **para que tu yo más autoconsciente y que busca regularse tenga espacio**.

Eso requiere tiempo y aceptar que durante una temporada convivirán en nosotras recursos que no nos gustarán tanto mientras vamos implementando otros nuevos que nos parecen más sanos y respetuosos con todo nuestro yo. De hecho, **es vital que podamos normalizar esto** para que, cuando ciertas vertientes de nosotras nos ofrezcan los recursos antiguos, los que sentimos que nos dañan o nos generan malestar, **no nos desmoralicemos pensando que no lo estamos haciendo bien, que no estamos haciendo suficiente**.

Mi compañera y amiga Marta Segrelles habla en su libro *Abraza a la niña que fuiste* del sistema de la familia interna, el enfoque psicológico IFS (que ya hemos visto brevemente en el capítulo anterior). Este abordaje explica muy bien cómo la clave para sanar y abrazarnos, con nuestras luces y nuestras sombras, reside en reconciliarnos con las dimensiones que nos gustan menos de nosotros y con los recursos que nos ofrecen y no nos parecen los más acertados *a priori*, para que, honrando a esas facetas, ahora demos espacio a lo que puede ayudarnos en esa integración que tanto anhelamos desde un lugar más consciente, más calmado, más empoderado. El resultado es, nada más y nada menos, **la coherencia interna: darle un sentido a quiénes somos, qué queremos y cómo funcionamos**.

EJERCICIO

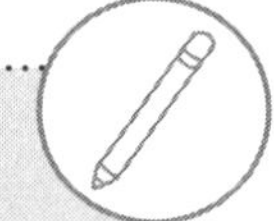

Llegados a este punto, me parece un buen momento para que te tomes unos minutos conmigo y que, juntas, **nos marquemos un objetivo a corto plazo** que podamos cumplir. Estos objetivos tienen que ver con intentar ampliar con recursos nuevos nuestra capacidad de regulación y no quedarnos solo con herramientas antiguas que quizá ya están desactualizadas. Empiezo poniéndote algún ejemplo, por si te ayuda a entender mejor el ejercicio. Y **recuerda: comienza por pequeñas acciones para ir abriendo ese espacio cada vez más a lo que está por llegar. No te compares con nadie; el camino de cada persona es diferente.**

- **Para las dudas obsesivas sobre la pareja.** A corto plazo voy a repetirme el siguiente mantra: «Que vea cosas que no me gustan no significa que no me guste la persona completa».
- **Para la ansiedad.** Voy a salir a caminar cada día unos veinte minutos para regular mi cuerpo, porque sé que me sienta bien.
- **Para el miedo a enfermar.** Voy a probar y esforzarme para no hacer ninguna comprobación y sostener mi angustia por no hacerla durante el mayor tiempo posible. Pero, si fallo, no me voy a juzgar: empezaré de nuevo.
- **Para el síndrome de la impostora (cuando, a pesar de tus logros objetivos, dudas de tus**

propias capacidades). Voy a darme el permiso de equivocarme sin etiquetarme negativamente a mí misma como una mala trabajadora o un fraude, por ejemplo.

....

....

....

....

....

....

....

....

....

....

....

....

....

....

....

....

....

....

....

A las personas que tendemos a ser exigentes, rumiativas, con grandes expectativas sobre nuestro crecimiento personal, **nos suele gustar ponernos retos.**

Para que el cambio sea duradero y respetuoso, debemos ir poco a poco; darle la vuelta a nuestro funcionamiento y usarlo a nuestro favor.

En vez de proponernos retos inasumibles, por los que podemos acabar castigándonos, pongámonoslo fácil. Así, una buena práctica es plantear retos y objetivos sencillos y a corto plazo que nos ayuden a poner el foco en lo importante: **regularnos y aceptarnos**.

No quiero que nuestro enfoque vuelva a girar hacia el porqué de todo esto, a buscar la patología que se esconde tras nuestras dificultades o ahondar en nuestra mente hasta encontrar todos los motivos que nos llevan a no saber gestionar las cosas de una manera perfecta. Si algo quiero transmitirte con todo esto es que, a veces, **menos es más**. Pequeños ejercicios en el día a día que nos devuelven a nuestro centro, que nos ayudan a entender qué podemos hacer por nosotras en lugar de volver a esa crítica destructiva, son mucho más potentes que grandes ejercicios que a veces pueden resultar agotadores. **Créeme, a menudo no necesitamos saber más sobre nosotras, sino practicar, practicar y practicar.**

La narrativa que le ponemos a lo que nos ocurre

A veces los psicólogos creemos que tenemos que transmitir grandes frases cuando lo cierto es que las personas que asistimos a terapia nos acabamos quedando con sensaciones y frases muy sencillas, pero muy poderosas a la vez. Por si no lo sabes, detesto sentirme agobiada por aglomeraciones de personas, ruidos, luces a tope o ausencia de ellas. Así que el metro, por ejemplo, no es mi método de transporte favorito en una ciudad tan frenética y llena de estímulos como Barcelona.

Hablé de esto hace poco con mi psicóloga porque, como te comentaba antes, recientemente he atravesado una época de mi vida en la que la ansiedad ha estado muy presente. Ella me comentaba que, si vas en metro, hace mucho calor, estás apretada entre la multitud y decides bajarte para tomar aire, no vas a sentirte igual si tu narrativa sobre esto es una u otra. Normalmente hay dos opciones: **una narrativa cargada de juicio y queja, y otra en la que aceptamos la realidad**.

Si al bajar te decantas por la primera opción narrativa —por qué no decirlo, nuestra favorita—, seguramente te vas a decir a ti misma algo como «Madre mía, no soy capaz ni de ir en metro, esto sí que es un problema», o cosas más catastróficas como «Está claro que tengo que ir a terapia, porque no puede ser que no pueda ir en metro como tanta gente hace y que esté tan agobiada».

Si, por lo contrario, decides optar por la segunda opción, que te acerca a la aceptación, seguramente tu narrativa interna sonará parecida a «Qué calor, madre mía, hoy ha sido imposible subirse al metro», o «Suerte que he bajado a tomar el aire, hacía demasiado calor».

Y esto tiene un impacto en nosotras
y en cómo nos regulamos.

Ante la misma vivencia, no podemos decidir qué vamos a pensar. Porque eso forma parte de todas nuestras vivencias, creencias y emociones a la vez, que salen en forma de pensamiento, a menudo automático e intrusivo, y no podemos controlarlo. Algo que suelo trabajar mucho en consulta es que, cuando nos asustamos, solemos pensar de manera bastante negativa sobre nosotras mismas y sobre nuestras herramientas o falta de ellas. En general, cuando empezamos un trabajo de psicoterapia, necesitamos debatir con nosotras mismas; probar a tener una conversación reflexiva y no un bucle. Esto lo sentimos como un problema. Pensamos que, si tuviéramos nuestras herramientas bien afianzadas, esos pensamientos ya no volverían, pero no es del todo cierto. Nuestro trabajo y nuestra meta son justamente eso: poder hacer balanza entre nuestros nuevos recursos aprendidos (la compasión, la reflexión, la amabilidad y la regulación) y los antiguos (todo aquello que hemos aprendido a pensar y a decirnos a lo largo de los años).

Si, cuando intentamos tener esa conversación con nosotras mismas, esto no ocurre pese a intentarlo, si entramos en el bucle narrativo de la culpa y la patologización de lo que nos ha pasado, una buena manera de salir de él es recordarnos que **merecemos que nuestra mirada sea compasiva y no de juicio. Y que podremos seguir intentándolo** la próxima vez.

Mostrarnos compasivas con nosotras no es mostrarse débil, todo lo contrario: es aceptar nuestra vulnerabilidad, fortaleciéndonos ante los obstáculos que nos depare el camino.

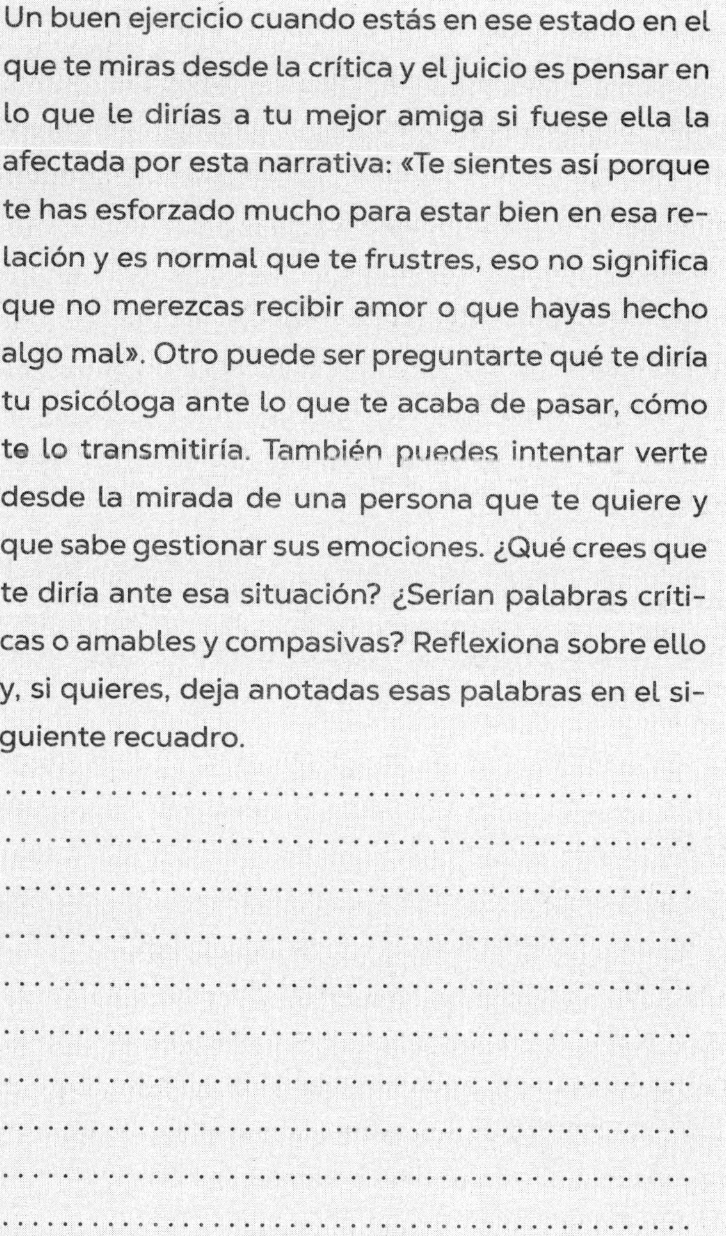

EJERCICIO

Un buen ejercicio cuando estás en ese estado en el que te miras desde la crítica y el juicio es pensar en lo que le dirías a tu mejor amiga si fuese ella la afectada por esta narrativa: «Te sientes así porque te has esforzado mucho para estar bien en esa relación y es normal que te frustres, eso no significa que no merezcas recibir amor o que hayas hecho algo mal». Otro puede ser preguntarte qué te diría tu psicóloga ante lo que te acaba de pasar, cómo te lo transmitiría. También puedes intentar verte desde la mirada de una persona que te quiere y que sabe gestionar sus emociones. ¿Qué crees que te diría ante esa situación? ¿Serían palabras críticas o amables y compasivas? Reflexiona sobre ello y, si quieres, deja anotadas esas palabras en el siguiente recuadro.

Recuerda: no puedes controlar tus pensamientos, pero sí tu narrativa interna. A veces nos centramos en pensar de otra manera cuando quizá no tengamos acceso de buenas a primeras a esa forma más positiva de pensar, pero sí podemos ponernos límites a nosotras mismas. Más allá de pensar en lo que le dirías a tu mejor amiga o qué te diría ella, te recomiendo que busques una frase que funcione como un *stop* para ti, para decírtela cuando vayas a entrar en esa narrativa y empezar a juzgarte. La mía es «Laieta, no empecemos, déjate en paz un ratito, te mereces tu propio respeto». Quizá al principio esa frase no detenga esa voz crítica ni el bucle, pero no desistas: busca activamente con ese *stop* darte la calma y la compasión que mereces. Con tiempo y resiliencia, llegarás a donde quieres ir.

Otra pregunta que siempre recomiendo a mis pacientes que se hagan ante su búsqueda incansable del porqué de todo es: **«¿Y por qué no iba a ser así?»**. Imagina que estás preocupada por tu salud, revisas constantemente lo que te sucede y no acabas de entender por qué ahora te duele el costado derecho si ayer estabas bien. Buscas información en internet y sigues sin entender lo que te ocurre o de dónde viene este síntoma. Ante nuestro intento por entender lo que nos ocurre, preguntarnos «¿Cómo no me voy a encontrar mal teniendo en cuenta el contexto?» nos ayuda a colocarnos en un plano más real, a descartar un poco la idea, de la que a veces no somos del todo conscientes, de que deberíamos estar bien siempre.

Desde el auge de las redes sociales, en lo referente a salud mental, hay mucha información dirigida a escucharnos, entendernos y conocernos. Y tengo la impresión de que esto nos está confundiendo y nos está volviendo hipervigilantes. Ante tanta información y tanta «guía» para sentirnos en calma o encontrar la «felicidad», quizá hemos creído que eso es lo normal, lo que *deberíamos* sentir, **cuando nuestra vida real se sustenta también por momentos que no son cómodos, fáciles o tranquilos**. La pregunta «¿Y por qué no iba a ser así?» nos vuelve a recordar que algunas veces las cosas son distintas de lo que esperábamos y que intentarlas controlar no nos va a aportar más calma.

Si estás atravesando un momento de dudas, ansiedad, miedos o preocupaciones que te llevan a sobrepensar mucho, no te recomiendo que inicies el camino de investigar de dónde surge todo eso.

Trabaja tu narrativa, la forma en la que te hablas a ti misma, hacia la dirección que nos interesa: normalizar nuestros conflictos internos. Trata de tener espíritu crítico ante las cosas que te suceden y hazte preguntas como «¿De verdad a nadie más le pasa?», «¿Realmente es incompatible lo que pienso con querer a alguien?», «¿Seguro que esto es tan poco normal como me estoy diciendo?».

Hay preguntas que nos ayudan a poner los pies en la tierra. Nos recuerdan que, como el resto de las personas, somos humanas.

Hacer este ejercicio es trabajar con nuestra crítica interna. Observar y darle la vuelta a cómo nos decimos y contamos las cosas es darles voz a esas facetas de las que a veces no somos conscientes, como, por ejemplo, nuestro lado crítico, que viene a decirnos que no hacemos nada bien, o la parte abrumada, que se siente totalmente paralizada y no sabe por dónde seguir, pero se cuelan en cada una de nuestras interpretaciones. **También nos ayuda a poner palabras a las emociones que sentimos.** Cuando nos contamos las cosas desde el miedo, se nota. Cuando lo hacemos desde la aceptación, también: entendemos mejor cómo nos sentimos y podemos enfocarnos en ello, trabajar para darnos lo que necesitamos. Así, ante un bucle de dudas que te sobrevenga, al cambiar tu narrativa llegarás a decirte algo como: «Tal y como me estoy hablando hoy, está claro que estoy asustada. Creo que necesito salir a despejarme para cuidar de mí».

Es evidente que no somos la generación de la paciencia, aunque sí lo somos de muchas otras cosas bonitas. Necesitamos cultivar la perseverancia y la resiliencia, permitirnos fallar, caernos y volver a levantarnos, y decirnos que no tenemos por qué responder a todas nuestras dudas en el instante en que aparecen. En ocasiones, decirnos «Hoy no lo sé» u «Hoy no tengo la respuesta para esto» está mucho mejor que pasarnos horas rumiando sobre ello.

Recuerda: a veces, menos es más. Así que, si ya has dedicado un rato a ponerle nombre a lo que sientes, a escucharte y a preguntarte qué necesitas y no logras, déjalo estar por hoy. Acepta que quizá hoy no será un buen día, pero que mañana podemos volverlo a intentar. **Porque eso es lo que significa de verdad acompañarnos.**

Mi vida me pertenece

Tu vida te pertenece, sí. Puede que sientas falta de control, incertidumbre, que no tengas claro tu rumbo o que las dudas y la rumiación te lleven dando bandazos, pero, **incluso en esos momentos, tu vida te pertenece**. Y con esto no busco añadir una carga a tu mochila, sino ayudarte a conectar con la libertad que supone afianzar la idea de que nuestra vida es nuestra y de que hay algo que podemos hacer con ella.

Sé que puede resultar paradójico hablar de responsabilidad y sentido de agencia a personas que de por sí nos consideramos muy responsables, exigentes o prudentes. Y seguramente todas lo somos de alguna manera, pero muchas veces quienes sobrepensamos **perdemos de vista nuestro sentido de agencia**. Ante el miedo y las preocupaciones se activa mucho nuestra voz crítica, nuestros bucles y nuestros bloqueos, y sentimos que poco podemos hacer. Es mi caso, por ejemplo, y también el de muchas personas con tendencias de regulación obsesiva, es decir, que suelen centrarse y poner el foco en ciertos objetivos, intereses o preocupaciones. En realidad, esta es una falsa activación de respuesta ante la duda.

> Porque, aunque pensar es un don, sobrepensar no nos va a llevar a la salida del laberinto, sino que va a hacernos dar vueltas en él.

La activación que quiero que potenciemos juntas es nuestra capacidad para actuar conscientemente. **Ante tanta duda y miedo, ante la sensación de que esto no tiene solución, ¿qué puedo hacer yo, hoy, por mí y por lo que está ocurriendo?** A veces siento que, cuando prevemos que el resultado no será perfecto, tiramos la toalla. Esto ocurre mucho en las dudas relacionales obsesivas. Con frecuencia veo como mis pacientes se sienten inconsolables. Entiéndeme, yo también me he sentido muy inconsolable a veces. No sé si sabes a lo que me refiero. ¿Alguna vez te ha pasado que ante tu bucle no veías salida? Quizá habías hablado con tu entorno y, aunque te hayan ofrecido ayuda, respaldo, cariño y soluciones, sentías que no te regulabas de ninguna de las maneras. No es algo negativo; de hecho, es muy habitual. **Cuando entramos en este *mood*, dentro del laberinto, no vemos más allá del problema.** Seguro que te ha pasado alguna vez que alguien ha estado hablando contigo sobre lo que te preocupa y nada de lo que te propone te parece bien. Te enfadas con el otro y contigo misma porque quieres soluciones, pero a la vez las soluciones no te consuelan.

Todo esto tiene una explicación. A las personas con tendencia a rumiar, estar conectadas con el miedo y que este nos desregule, **las soluciones nos parecen desafíos demasiado grandes y exigentes**.

En ese momento de malestar solo queremos meternos en una cueva y que el problema desaparezca. Todo lo demás no nos consuela.

Esa parte evitativa del problema, que a la vez sobrepiensa en él, es la que nos deja anclados en el bucle. Porque nada nos parece suficiente. Hay una parte de ti que busca solucionarlo y, precisamente por eso, le da vueltas (unas cuantas de más) al problema, pero hay otra mucho más evitativa, que dice: «Esto no es lo que quiero, no puedo con ello, no me veo capaz, no quiero que exista, que alguien me lo saque de encima».

El otro día una de mis pacientes, Lorena, estaba muy enfadada porque seguía teniendo dudas sobre su novio. No veía claro si quería continuar o no después de tantos meses poniendo a prueba cada pequeño detalle. En su caso, sus recelos obedecían a que no tenía claro si sus estilos de vida eran compatibles o no. Él tenía aficiones distintas a las de ella y ella siempre se sentía en un segundo plano; aunque él le dijera que no era así, no conseguían encontrar un punto medio. Estuvimos revisando cómo había estado esos días y dándole espacio a lo que sentía, para ver qué necesitaba y trabajarlo juntas. Cada vez que se abría una pequeña ventana en la que podíamos trabajar para buscar recursos sanos con los que ella pudiera gestionar sus dudas, ella la cerraba. Evidentemente, no lo hacía a propósito, pero, como te contaba, Lorena estaba sumida en esa fase inconsolable. Cuando le dije que la sentía atrapada, me dijo muy enfadada: «¡Claro que lo estoy! Si no se me van las dudas, ¿cómo no voy a estar enfadada?».

Para mí, aquel fue un momento revelador. Las defensas de Lorena estaban gritando a tope: **no querían medias tintas, lo querían todo**. O dejaba de dudar, o no sería suficiente nada de lo que pudiera conseguir. Y ese es uno de los grandes boicoteadores de nuestra vida. La parte de nosotras que quiere la solución perfecta y redonda; en este caso, dejar de tener ese malestar en concreto: la duda. La que en el fondo no quiere escucharse y sostener las dudas, sino que quiere que desaparezcan, sin más.

Creo que no hay nada más humano en nosotras que esa faceta, la entiendo muy bien. Con el tiempo, le he cogido cariño y todo. **Qué importante es que tengamos un lado que rechace la injusticia, que se canse, que quiera ahorrarse problemas, que no quiera medias tintas.** Pero qué importante es también que le hablemos claro: «No tengo la solución mágica para esto, pero **me tengo a mí** para buscar todo lo que esté en mi mano y construir mi vida como mejor pueda».

Para que nuestro sentido de la agencia —nuestra idea sobre qué podemos decidir respecto a lo que pasa en nuestra vida y cómo actuar— esté bien afianzado, es **importante revisar qué ocurre en nosotras que nos lo impide**. A veces son nuestras pequeñas resistencias a las soluciones que no son las que más nos gustan; otras veces son nuestras creencias, aprendidas a lo largo de los años; y hasta puede que lo que nos impida tener ese sentido de agencia sea el propio cansancio, que nos ha hecho tirar la toalla. Sea como sea, es importante detectarlo para poder entender por qué nos estamos privando, inconscientemente, del derecho a coger las riendas de nuestra vida.

EJERCICIO

¿Qué te parece si, a continuación, te tomas unos minutos para incorporar, con ejemplos propios, lo que te acabo de contar? A veces, este tipo de ideas más abstractas necesitan de unos minutos, e incluso unos días, para integrarlas en nuestra propia vida. Puedes escribir, si te parece, lo primero que te venga a la mente sobre lo que te acabo de contar. Lo primero con lo que hayas conectado. Y, como si de un hilo se tratase, tira de él poco a poco y a ver a dónde nos lleva.

....

....

....

La compasión y el sostén en vez de la lucha

¿Sientes que mantienes una lucha constante contigo misma para sentirte bien, para mejorar, para ser tu mejor versión? ¿Qué pasaría si la dejaras durante un rato?

Hemos crecido con mucho miedo a no hacer lo suficiente para estar bien. En mis sesiones, siempre hago hincapié en la meritocracia y la cultura del esfuerzo porque creo que han estado tan presentes en nuestras generaciones que **hemos aprendido a luchar por todo**. O al menos a pretenderlo. Esta idea de que, cuando te pasa algo, lo que necesitas es sí o sí pelear por ello, conseguirlo, perseverar nos trae muchas veces de cabeza.

En nuestra vida laboral a veces puede funcionarnos, pero ¿cuántos de nosotros nos hemos esforzado a lo largo de nueva vida por trabajos que solo nos hacían daño y minaban nuestro amor propio? ¿O cuántas de nosotras hemos estado involucradas en relaciones que solo nos vaciaban, pero seguíamos esforzándonos, buscando ese ideal de relación perfecta que nos han inculcado? Pensando que las relaciones requieren un gran esfuerzo, que siempre hay que volver a intentarlo. «Que no se diga que por mi parte no lo he dado todo», nos decimos a menudo.

Con esto, no quiero que nadie se lleve las manos a la cabeza y piense que voy a hacer un alegato en contra del esfuerzo; en absoluto. Solo pretendo reflexionar sobre qué es esforzarnos en lo que se refiere a nuestra salud mental. **Cuando el esfuerzo por estar mejor no va acompañado de nuestra gran aliada, la compasión, es un mero disfraz.** En realidad, vuelve a ser la misma vieja conocida de siempre: la exigencia. Si nuestra mente solo gira en torno a cómo podríamos hacerlo mejor, cómo podríamos estar arriba del todo de nuevo, lo único que hacemos es desplazar otra vez nuestro malestar. **Buscar nuevas cosas que nos den sensación de tranquilidad durante un ratito.**

A veces está bien dejar de esforzarnos tanto. A veces está bien aceptar que no lo estamos sabiendo hacer mejor. De hecho, **es un respiro para nuestra mente y nuestro cuerpo decirles que hoy no podemos más**, en lugar de cuestionarlos por no dar más por nosotros. Escuchar a nuestro cuerpo es saber ver que no llegamos a todo.

Existen muchas circunstancias que nos pueden llevar directamente a la rumiación, al exceso de ansiedad, al miedo y la hipervigilancia, y a muchos otros síntomas que son bastante disruptivos en nuestro día a día, pero sin duda hay algo que lo potencia y multiplica: el cansancio y el estrés. No incluir en la ecuación nuestro contexto, que tiene un efecto sobre nosotras, es ser exigentes con nosotras mismas. Requerirnos cierto nivel de autocuidado en épocas de máximo rendimiento laboral es ser exigentes con nosotras mismas. Intentar luchar contra las dudas obsesivas en nuestra relación de pareja cuando no tenemos ni siquiera tiempo para nosotras también lo es.

Pero la compasión no consiste solo en hablarnos con amabilidad. La compasión es, sobre todo, tener en cuenta que no somos lo único que incide en nuestra salud mental. El contexto, las relaciones que mantenemos, el momento vital, la salud de nuestro cuerpo, las preocupaciones adultas también dejan huella en nuestro bienestar emocional. Y, ahora que estamos llegando al final de este libro, no me quedaba tranquila si no te hablaba de ello. Porque considero que una de las grandes presiones que soportamos es sentir que todo reside en nuestra actitud.

De la misma manera que decimos que no hay salud sin salud mental, para mí, no hay salud mental sin contexto.

La diferencia entre cuidarnos y vigilarnos

Hay una línea muy fina entre cuidarnos y escucharnos, y entrar en un estado de hipervigilancia. Aquellas que convivimos con el *overthinking* de manera habitual lo sabemos bien. ¿Quién de nosotras no ha empezado a cuidarse revisando cada punto de su vida para resolverlo todo a la vez planteándose grandes objetivos? Espero que no me dejéis sola, pues yo sí lo he hecho a menudo. Desde analizar cada detalle de mi relación de pareja para ver si había alguna trampa escondida que estaba pasando por alto y revisar si estaba trabajando o cuidándome lo suficiente con nuestras famosas listas hasta escrudiñar cada pequeño síntoma de mi cuerpo para averiguar si escondía algo más que no estaba atendiendo.

Siempre hemos dado por hecho que estar inmersas en nuestra mente significaba escucharnos. Por tanto, es lógico que, aun trabajando muchos aspectos de nosotras, esa dinámica siga operando en numerosas situaciones y creamos que, por ejemplo, si pensamos mucho en nuestra salud, es que la estamos cuidando. Cuando quizá no estamos yendo al médico. O hemos ido tantas veces que estamos empezando a querer controlar —que no cuidar— nuestra salud. Es importante ser conscientes de esto y comprobar si hemos convertido el autocuidado en una nueva manera de observarnos de más.

Para ello, **es muy importante que el autocuidado se centre en el aquí y el ahora**. Puede ayudarnos mucho decirnos cosas como «*Ahora mismo* estoy bien», «*En el presente* solo me duele la cabeza», «La tarea la he hecho, *ya me dirán otro día* qué tal está», haciendo hincapié en el momento y el lugar en el que estás. Con frecuencia, la hipervigilancia nos lleva de nuevo a pensar en el pasado, revisando todos los hechos que nos preocupan con el fin de cambiar el resultado o tener una mejor comprensión sobre lo ocurrido, o en el futuro (un futuro sobre el que las personas sobrepensantes tendemos a rumiar habitualmente, para «prepararnos»), a dudar sobre lo que nos espera, a anticipar cualquier posible indicio de miedo en nuestro horizonte. Es importante no entrar en ese efecto túnel del que ya hemos hablado en capítulos anteriores y abrir la perspectiva, escucharte con atención.

Porque escucharnos no es lo mismo que sospechar.

Imagina que te estás encontrando mal tras un día agotador. No has parado ni cinco minutos en todo el día y ahora ha llegado la hora de cenar. Tras un día estresante que no te ha permitido poder conectar contigo misma ni un solo instante, empiezas a sentir angustia en el pecho, cierta sensación de inquietud, intranquilidad y muchas ganas de moverte. Lo primero que piensas es que estás sintiendo ansiedad, pero no entiendes el motivo. Quizá incluso tienes una discusión con tu pareja porque te nota irascible y tú todavía no te habías dado cuenta. En cuanto empiezas a notar todo este malestar, saltan tus alarmas y te pones a sospechar: «Esto va a acabar mal, voy a tener ansiedad, no he gestionado algo bien y ahora ya no voy a sentirme mejor».

Cuando nos hemos desconectado de nuestras emociones durante varias horas, porque el día que teníamos por delante requería sobrevivir como pudiéramos ante todo el trabajo que teníamos pendiente, es normal que afloren ciertas sensaciones, pensamientos y emociones. **Es como si hubiéramos acumulado todo eso en una cajita y al final del día la abriéramos: sale todo a borbotones.** En ese momento es habitual que nos pongamos alerta y que nos preocupemos mucho por lo que nos ocurre. Siempre me gusta decir una frase que creo que ayuda a entendernos en momentos así: sentir una emoción con mucha intensidad no significa que la situación sea igual de grave. Eso no significa que le restes importancia a lo que sientes, sino al contrario: aunque no sea un problema grave o alarmante, debes atenderlo para encontrarte mejor.

En eso consiste acompañarnos, en poder revisar nuestro día y decirnos: «Claro que me siento así, si hoy no he podido parar ni cinco minutos». Cuando la alarma del miedo empieza a sonar, nos preocupamos tanto que perdemos de vista el contexto y, de ese modo, dejamos de entender lo que nos ocurre y nos desregulamos más: vuelven a aparecer esas facetas hipervigilantes, preocupadas e impulsivas que quieren que desaparezca la ansiedad para protegernos. Ante este escenario, es importante convocar a nuestras otras facetas: la compasiva, la que no juzga, la que escucha, la que reflexiona sobre el día que hemos tenido hoy. **Así podremos tener una visión completa y reflexiva, y entender que nuestro cuerpo solo trataba de avisarnos de que necesitábamos parar.**

EJERCICIO

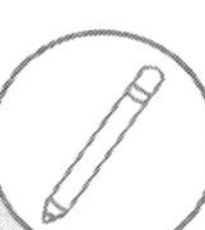

Cuando sientas que este tipo de narrativa aflora en ti, un buen ejercicio es hacer **una línea del tiempo** de tu día buscando responder a las siguientes preguntas:

- ¿Cómo has empezado el día?
- ¿Qué cosas han ido pasando en la jornada?
- ¿Cuáles han sido tus emociones principales?

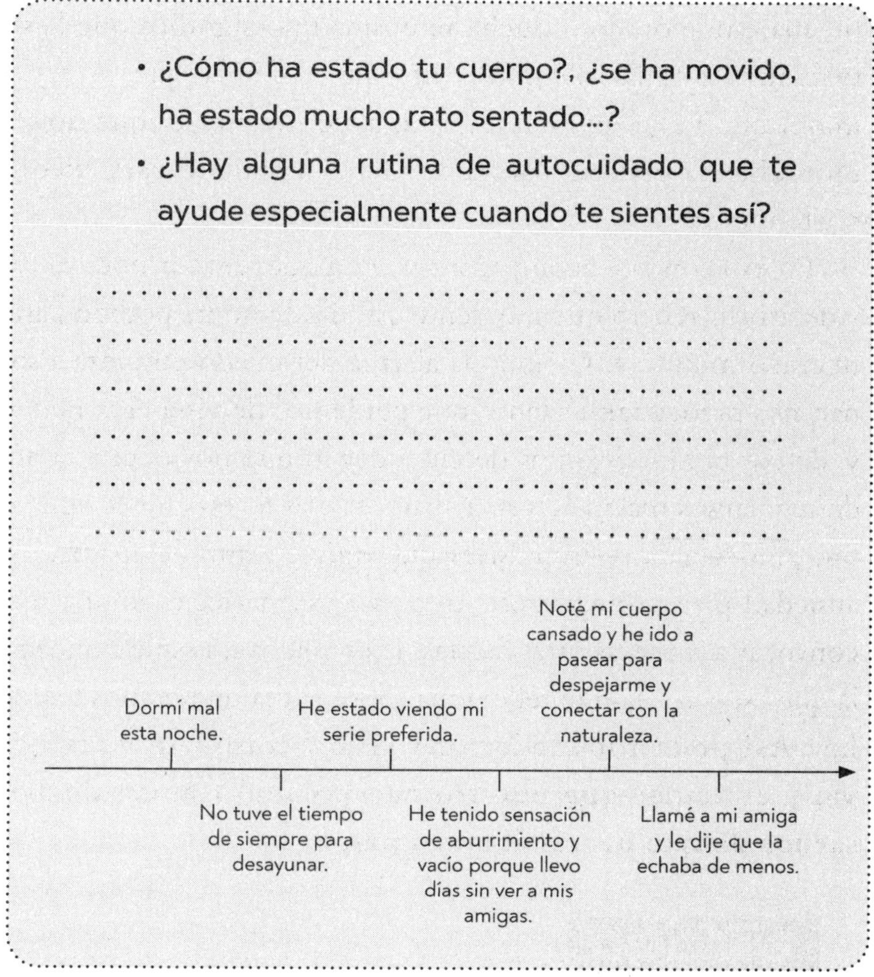

Antes de teorizar sobre todo lo que hemos hecho mal y antes de empezar a pensar que esa sensación de malestar se quedará con nosotras el resto del día o la semana, es importante **parar y observar para entendernos**. Quizá ha habido algo durante el día que ha hecho que ahora estemos así, como tener muchas reuniones demasiado seguidas, haber dormido mal o simplemente el calor del verano, que activa más nuestra sintomatología ansiosa. Una vez hemos analizado nuestro día desde la perspectiva de entendernos y acompañarnos, podemos buscar qué actividades nos ayudan a regularnos, en vez de quedarnos en el bucle de sobrepensamiento o la crítica de que podríamos haberlo hecho mejor.

Como psicóloga, también incido mucho en entendernos y observarnos para que no acumulemos emociones que luego nos desborden, **pero esto no implica que todo tenga un motivo claro**. Por ejemplo, cuando aparecen dudas sobre nuestro futuro laboral, algo que veo con frecuencia en consulta, a menudo no somos del todo conscientes de lo que internamente nos estamos diciendo a nosotras mismas. Puede que te haya pasado y te estés mirando desde una exigencia muy sutil a simple vista: intentando corregir todo lo que haces para así asegurarte de que lo estás haciendo bien. Puede que cuando pares un momento y te centres en el aquí y el ahora no veas nada que justifique tu miedo. Ahí es cuando entran las **emociones «base»**, como las llamo yo.

Todos, por nuestra historia de vida, tendemos a sentir ciertas emociones que han sido las que han estado más presentes. Si sueles sentir miedo por tu futuro y estabilidad laboral, porque, por ejemplo, has tardado mucho en incorporarte al mercado laboral y ahora te preocupa perder todo lo que has conseguido, sumado a que en tu familia se le da mucha importancia a mantener el mismo trabajo toda la vida, puede que estas dudas y momentos de crisis a veces se presenten porque has acumulado miedos durante el día, porque estás en el proceso de trabajar en ello o que simplemente aparezcan porque es habitual en ti que lo hagan.

Si, tras repasar tus últimos días, te das cuenta de que no ha habido ningún detonante que te haya llevado a sobrepensar más, quizá simplemente es que hoy las cosas se han dado así. Quizá esa base de la que te hablaba activa aspectos de ti en momentos de más estrés, como la parte crítica, que te viene a decir que deberías estar haciendo más; la controladora, que quiere anticipar el futuro; o incluso tu lado vulnerable, que teme no estar llegando a lo que esperan los demás de ti. Cuando intentamos tener el control de lo que nos sucede queremos tener claro cuál es el detonante de todo lo que sentimos. **Pero hay muchísimas situaciones en las que sentimos una emoción sin que exista realmente una causa profunda que la justifique, por lo que, si nos obsesionamos por encontrar el detonante, volvemos a caer en sobrepensar, en lugar de centrarnos en acogernos y acompañarnos.** A veces el estrés, el malestar del día o simplemente estar un poco más bajos de ánimo nos conectan con miedos del pasado, que no necesitan que los resolvamos, sino que aprendamos a convivir con ellos aceptando que forman parte de nuestra historia.

Una buena manera de diferenciar qué faceta de nosotras está más presente en esta autoobservación es preguntarnos si la parte que se pregunta qué ocurre es la que busca cuidarnos y acoger a la emoción o la que busca eliminarla. Si la dimensión de ti que se activa es la que tiene miedo a sentir lo que siente, es probable que te estés enfocando en eliminarla. Te propongo que, a partir de ahora, **cuando aparezcan emociones desagradables para ti, te centres en cuidar de ellas y no en que se vayan**. Seguro que así todas nos reconciliamos más con nuestro propio sentir.

Háblale a tu parte preocupada

Hace poco, mi amiga Marta Segrelles, psicóloga de quien te hablaba al inicio de este capítulo, me explicó un ejercicio muy interesante. Se trata de proponer a la persona que acude a terapia que escriba **dos cartas: una a su yo que empezó el proceso de terapia y otra a su yo futuro, que ya ha recibido el alta**. Decidí transformarlo a mi manera, porque siento que, en esta parte del capítulo, tiene mucho sentido que puedas escribirle a la parte de ti que estaba preocupada y a tu versión confiada desde tu yo regulado, compasivo y que escucha con atención.

EJERCICIO

Si tuvieras que escribirle **una carta a tu «yo preocupado»**, ¿qué le dirías? Imagina que estás en un momento de bucle, que temes estar dejando cosas sin revisar y has entrado en ese estado de hipervigilancia. ¿Qué crees que necesita escuchar de ti esa parte de tu yo?

Y si ahora tuvieras que escribirle **una carta a tu «yo confiado»**, ¿qué le dirías? ¿En qué aspectos de tu vida la sientes más confiada? ¿Crees que esa faceta tuya sí que te daría permiso para descansar y dejarlo por hoy? ¿Qué te diría alguien que confía en ti en este mismo momento? ¿Qué requiere de ti esa confianza?

Ambas cartas te pueden ayudar a detectar cuál de tus facetas está más activa ante los desafíos del día a día, la que confía o la que está asustada. **Todo lo que escribas en ellas es justo lo que necesitas releer cuando una de las dos se active.**

Como te decía al inicio de este capítulo, no se trata de llegar a ningún lugar perfecto ni de tachar metas que nos imponemos para mejorar o crecer.

Se trata de ir eligiéndote en cada paso, incluso cuando no sabes las respuestas o te sientes perdida.

Este camino que te propongo no es una línea recta. De hecho, muchas veces es algo parecido a «ir y volver» varias veces al día a un mismo punto. **Y está bien así.** Forma parte del proceso que recorremos juntas. Lo importante es que, cada vez que vuelvas a transitar el camino, lo recorras con amabilidad. Quizá repetirnos este mantra pueda ayudarnos a ambas: **«Está bien no saberlo todo, lo importante es no soltarme de mi mano».**

8

LA VIDA ES AQUÍ Y AHORA

Ahora que se acerca el final de este libro, es un buen momento para recordar el título del anterior capítulo. «Un camino de por vida». Casi todas las personas que hemos llegado aquí probablemente lo hemos hecho con la percepción de que entendiendo y trabajando para acallar nuestro lado sobrepensante el malestar desaparecería. Sin embargo, poco a poco, a lo largo de estas páginas hemos ido desmontando esa idea para incorporar una nueva.

Y es que convivir con el *overthinking* no es un objetivo al que llegamos un día y el problema desaparece, como por arte de magia, sino que requiere seguir escuchándonos a diario.

Precisamente por este motivo, este nuevo capítulo, el último del libro, se llama **«La vida es aquí y ahora»**, porque, aunque debamos seguir trabajando durante el resto de nuestros días para darnos lo que necesitamos y regularnos a fin de que nuestra parte sobrepensante no tome las riendas, atrapándonos en la rumiación, me gustaría acabar este camino juntas presentándote una nueva faceta muy importante: aquella que disfruta del proceso y es capaz de ver todo lo que puede aprender en él; la que no se queja todo el rato de haber nacido con la característica de ser una *overthinker* profesional —aunque a veces desearía no tenerla—, sino que, gracias al trabajo hecho y al que seguiremos haciendo, acaba pensando: «Oye, pues no está tan mal contar con una parte capaz de analizar y reflexionar con detalle». Porque esa vertiente existe dentro de todas nosotras, pero debemos sacarla a la luz y buscar el equilibrio.

Del ruido al presente

Una de las claves de las que he ido hablando a lo largo de este libro es **el presente**. Las personas que estamos acostumbradas a viajar durante todo el día en nuestra mente **pasamos muy pocas horas al día en el presente**, siempre anticipando o reviviendo el pasado. Creo que, cuando estamos en el presente, es porque este nos grita de tal manera que no nos queda más opción que prestarle atención.

Hace pocos meses, como te contaba en el capítulo 7, tuve un nuevo encontronazo con mi querida ansiedad. Esta vino para recordarme que no me estaba cuidando. Estaban pasando muchas cosas a mi alrededor y, precisamente porque la mayoría eran positivas, me dediqué en cuerpo y alma a ellas, perdiendo de vista quién soy, cómo funciono y cómo necesito cuidarme. Así que cuando apareció de nuevo, acompañada de los bucles de pensamientos y dudas obsesivas, aun con toda la anticipación y todos los miedos que eso conllevó, no me quedó otro remedio que volver al presente y decirme: «Estoy aquí y esto es lo que ahora me toca afrontar».

Estar en el presente no es vivir en modo zen todo el día, ni mucho menos.

Es algo así como sintonizar un canal de la radio; cuando lo haces, estás en ese canal, no en otro. No estás escuchando la música del otro canal, sino la del que has seleccionado. Porque seamos sinceras, aunque a veces nos genere muchísimo malestar, el primer paso para gestionarlo es sintonizar con lo que sentimos ahora. Y, en ese momento, en mi caso era miedo, inquietud, nerviosismo y mucha tristeza por volver a sentirme así.

Siendo psicóloga, yo misma creí que no caería de nuevo en ese malestar, así que imagina lo mucho que nos engañamos pensando en que no volveremos a sufrir. Esta creencia nace de lo poco conectados que estamos con la idea de que la vida es «el aquí y el ahora». Cuando integramos que esa es la única realidad, que eso es lo único que tenemos seguro, nos damos cuenta de que cualquier cosa puede pasar, pero que **lo importante es estar ahí para nosotras, nuestras emociones y nuestro malestar, gestionándolos y permitiéndonos ser y estar**. Qué importante es dejar de buscar soluciones para no sufrir y permitir que ese sufrimiento entre en nosotras y, con todo el dolor del mundo, lo acojamos.

Solo así conseguiremos estar en el presente, aceptar lo que ocurre y gestionarlo lo mejor que podamos en ese momento.

Porque, aunque la vida es hoy, querida amiga, la vida no tiene por qué acabar mañana. Y puede que hoy no sepamos gestionarlo todavía, pero quizá, por ahora, con acoger lo que nos ocurre y acompañarnos será más que suficiente. Mañana será otro día y volveremos a empezar, intentaremos de nuevo acogernos lo mejor que sepamos. Sin exigencia, sin anticiparnos demasiado. Solo quedándonos con que «hoy me siento así y necesito esto». Y mañana... mañana ya veremos qué necesitamos. En suma: **encontrar la salida de los bucles rumiativos nunca pasará por encontrar la respuesta perfecta** a la problemática o duda que nos ha hecho entrar en bucle, sino por volver al momento presente y **hacer lo que hoy podamos hacer con esa duda**.

Aunque resulte difícil de creer, **es una suerte que no podamos estar en ese pasado ni en ese futuro que imaginamos**. A veces nos gustaría viajar a ese momento y cambiar o anticipar muchas cosas, sin darnos cuenta de que el ahora es lo que lo construye todo. Y que, quizá, muchas cosas de las que nos arrepentimos de nuestro pasado o que anticipamos negativamente en nuestro futuro se presentan en nuestra mente en forma de bucles porque no estamos ancladas a la confianza en el presente y en nosotras mismas.

Quizá hoy no puedo determinar si romper esa relación, porque todavía no lo tengo claro, pero sí puedo decidir irme a dar una vuelta con una amiga para despejarme. Quizá hoy no puedo decir adiós a mi trabajo, porque dependo de él, pero puedo empezar a mirar ofertas de trabajo y renovar currículums. Quizá hoy no me veo con las fuerzas para mantener una conversación delicada con una amiga que me ha defraudado, pero decido ir a nadar un rato porque sé que en la piscina mi mente se calma por completo. El momento presente es todo lo contrario al cortoplacismo al que nos hemos acostumbrado. El cortoplacismo no nos ayuda a enfrentar la incertidumbre, pues nos ha hecho pensar que las cosas deben gestionarse cuanto antes mejor. En cambio, estar anclados al presente nos llena de paciencia.

Aceptar que solo podemos gestionar el presente y estar en él nos hace asumir que, como es lógico, no podemos hacerlo todo hoy.

Una buena manera de estar más conectadas al presente es reducir el *multitasking*, esforzarnos por hacer las cosas de una en una y marcarnos un propósito diario principal, con mucha intención y concentración. Por si te sirve, yo lo que hago es leer. Sin ruido, sin nadie alrededor, sin el móvil. Solo leo. Y cuando me canso es cuando paro. Pero, si esto de centrar tu atención en lo que haces se te antoja todavía un gran reto o sientes que no tienes muchísimo tiempo ahora mismo, puedes probar a incorporar esta práctica de consciencia cuando te duchas, prestando atención a la sensación del agua en la piel, el olor del champú en tu pelo, la temperatura del baño, o cuando preparas la comida, fijándote bien en la textura de las verduras al lavarlas, en el olor que emana de la sartén al cocinarlas, en la explosión de sabores que despiertan en tus papilas gustativas al probarlas... **Tomar conciencia del ahora es un hábito que requiere práctica, pero, como dicen, la práctica hace al maestro.**

Nuestra nueva brújula interna: los valores que nos acompañan

El entorno actual, marcado por el cortoplacismo, el *multitasking* y el frenesí generalizado, es el caldo de cultivo perfecto para las cavilaciones constantes y sin control de mentes sobrepensantes como las nuestras; mientras escribo estas líneas, no puedo evitar pensar en lo importante que resulta, sobre todo hoy en día, encontrar una guía interna por la que regirnos cuando este contexto nos lleva a caer en el estrés, la ansiedad y el cansancio.

¿Cuál crees que es la mejor guía interna que puedes tener? Yo misma, antes de empezar este camino, siempre había creído que el diálogo interno con nosotras mismas, con nuestras distintas dimensiones, nos podía ayudar a salir de todas nuestras dudas. Pensaba que simplemente siendo autocompasivas podíamos encontrar la salida del bucle, pero la mente puede ser muy tramposa y, tras años de práctica clínica, me doy cuenta de lo difícil que es conocernos cuando no somos conscientes de los valores que vertebran nuestra vida.

Piénsalo. Ante cualquier bucle o duda que surge en tu día a día, ¿qué crees que te ayudará más? ¿Regirte por lo que piensas y tu diálogo interno o por tus valores? Normalmente, cuando estamos sumidas en un bucle, todo lo que pensamos está tremendamente mezclado con nuestros miedos, tendencias y desregulaciones. **En cambio, nuestros valores suelen ser sólidos, inamovibles y claros.**

Por ejemplo, ante la indecisión sobre si dejar un trabajo porque no me hace suficientemente feliz, quizá no lo dejaría hasta tener otro porque para mí es importante una estabilidad de base para sentirme tranquila con mi vida. En cambio, si ese trabajo afecta a mi salud, sé que intentaría irme lo antes posible, porque cuidar de mi salud es una de las prioridades dentro de mi sistema de valores. Otro ejemplo: si, tras mucho tiempo dándole vueltas, he tomado la decisión de dejar a mi pareja porque no siento que tengamos metas comunes como para construir un futuro juntos, pero él se encontrara en un periodo de mucha inestabilidad, quizá me esperaría a escoger un mejor momento, porque, de acuerdo con mi sistema de valores, intento por todos los medios no hacer más daño del necesario a las personas que quiero. En cambio, si me guiara por las dudas, que me quitan el sueño y me dejan intranquila hasta no poder más, en lugar de guiarme por esos valores, quizá no podría esperarme.

Los valores son sólidos, nos dan una «tierra firme» desde la que caminar: nos permiten anclarnos a lo que realmente es importante, a lo que tiene más sentido para nosotros. Nos hacen dejar de poner el foco en «actuar rápido para sentirme bien rápido» y sitúan en el centro a la persona que queremos ser y que somos. Nos permiten ver a largo plazo lo que es mejor para nosotras, no solo lo que nos apetece o lo que nos urge. Nos permiten hacer el gran trabajo de integrar lo que quiero con lo que necesito. Sin dejar de tener en cuenta a los otros. **Pero también pueden ser flexibles.**

Para mí es importante estar presente en la vida de mis amistades, algo que está muy alineado con mi sistema de valores. **La flexibilidad implica saber reconocer que no siempre podré estarlo de la misma forma.** Eso no significa que, en las épocas en las que no he podido estar más presente, yo haya dejado de guiarme por ese valor. Quizá solo significa que ahora no puedo hacerlo de la manera en la que me gustaría. Me parece muy relevante darle espacio a esa flexibilidad cuando hablamos de valores internos, ya que, si no, pueden acabar convirtiéndose en una exigencia más que atender.

Imagina por un momento que hoy has entrado en bucle porque, en el trabajo, contestaste de mala manera a una compañera que siempre acude a ti para que le saques las castañas del fuego y, cuando has llegado a casa, te has puesto a pensar en lo que ha ocurrido: es cierto que tenías motivos para molestarte, pero, como persona que busca tratar con respeto a todo el mundo, no puedes evitar empezar a darles vueltas a tus palabras, a cómo se lo habrá tomado, a cómo tendrías que haber respondido… Y llevas así un par de horas cuando, de repente, unas amigas te escriben por el chat de grupo y te preguntan si quieres ir a tomar algo, pero no te apetece en absoluto. ¿Es lo mismo que te lo pida una amiga en un momento en que necesita desahogo porque le ha ocurrido algo importante a que te lo pida un grupo de amigas que, si no vas, se verán igualmente sin problema? Si para ti estar ahí para las personas que te importan cuando estas tienen un problema es algo esencial, es probable que, pese al bucle, hagas el esfuerzo de estar ahí para tu amiga, algo que, seguramente, te ayudará: saldrás de casa, te distraerás y podrás darle ese apoyo, así como recibir el suyo, lo cual sin duda te ayudará a sentir que ese peso con el que cargas disminuye.

Volver a lo verdaderamente importante nos ayuda a tomar decisiones.

En este caso, cuando mi amiga me necesita porque está pasando muy mal momento, seguramente la decisión más conectada a mis valores sea ir y ayudarla un ratito, sin pasar por alto todas mis necesidades, pero teniendo en cuenta que hoy me necesita más ella a mí que yo a ella. En cambio, en la otra situación, probablemente podré ser coherente conmigo misma y priorizarme (buscando no seguir alimentando el bucle de dudas y darme la calma que ahora mismo necesito) porque no hay absolutamente ningún valor ni riesgo en mi decisión, aunque mis pensamientos y mi miedo puedan decirme que, si no voy a esa cita, ya no seremos buenas amigas.

Y la mente es tan juguetona que, a veces, si no le recordamos que no hay nada en riesgo, se olvida y nos da el mismo mensaje en una situación que en otra.

EJERCICIO

Dos estrategias que te pueden ayudar a refrescarle la memoria a tu mente son las siguientes:

- **Pregúntate antes de tomar decisiones.** ¿Estoy ante una urgencia o situación decisiva que requiera de cavilación y que puedo resolver en este momento? ¿O simplemente puedo optar por lo que me vaya mejor sin grandes repercusiones? Por ejemplo, si dejo de ir hoy a una revisión médica, pero puedo ir mañana sin problema, ¿qué repercusión tiene esto en mi salud? O si, en vez de acudir a una cita con tu pareja hoy, que era cuando habíais quedado, le propones posponerla a la próxima semana, ¿sientes que va a suponer algún tipo de problema en tu relación? No vamos a tomar la misma decisión si entendemos que va a tener una repercusión u otra.

- **Trabaja una lista de tus principales valores.** En un momento de calma y conexión contigo misma, apunta los tres o cuatro valores que rigen o te gustaría que rigieran tu vida y qué significan para ti, qué situaciones abarcan y qué excepciones suponen a la hora de decidir. Te dejo un ejemplo que te puede ayudar: si ahora te llamaran para ofrecerte un nuevo puesto laboral en tu empresa que requiere más horas de trabajo, más dedicación y supone más remuneración económica, pero a la vez sientes que el trabajo ya te genera mucho desgaste, es probable que estés indecisa sobre qué es mejor para ti actualmente. «¿Prefiero continuar tal y como estoy y poder descansar un poco más o cambiar de puesto y tener más oportunidades en mi ámbito laboral?». Ante este tipo de toma de decisiones, si puedes escribir esos tres o cuatro valores que más guían tu vida, puede que esa misma lista te diga qué sería lo mejor para ti en el aquí y el ahora. Si tus valores están más relacionados con la superación, la ambición (que no tiene por qué ser negativa, ni mucho menos), con el reconocimiento y la contribución social, quizá preferirás ascender y aceptarás el cansancio que te pueda generar en ocasiones este desafío. Si, en cambio, en tu lista de valores aparecen algunos como la simplicidad (entendida como vivir sin agotarnos de más), el cuidado de los tuyos, la conexión con tus relaciones cercanas y el bienestar emocional, puede que elijas quedarte en el puesto que ya ocupabas. Ninguna de las dos listas está mejor que la otra, simplemente son las prioridades que actualmente sentimos en nuestra vida y que nos permiten elegir de una forma alineada con el momento vital que atravesamos.

Tal y como te decía, esto no va de ver quién tiene unos valores más benevolentes o importantes. **Es un ejercicio para conectar con nuestras prioridades, con nuestra forma de ver en la actualidad lo que es más relevante para nosotros.** Me encantaría que leyeras este tipo de propuestas como una invitación a una reflexión profunda sobre qué es lo que te nace, lo que te mueve a tomar las decisiones. Precisamente para evitar que las tomemos desde lo que se espera de nosotras o desde el miedo a no hacer lo correcto. Espero que este ratito para conocerte un poquito mejor te ayude. Yo intento hacerlo a menudo, pero a veces no hago caso al resultado, algo que te puede pasar a ti también. Sin embargo, me sirve para tomar decisiones conscientes, aunque no siempre sean las que supuestamente eran mejores para mí.

Aceptar no significa perder

Como te explicaba en capítulos anteriores, la última vez que me sobrevino la ansiedad estaba escribiendo este libro. Para mí fue un golpe que en aquel momento me volviera a afectar algo sobre lo que precisamente estaba escribiendo. Pasé unas semanas muy duras y sentí que tenía que parar todos mis planes.

El hecho de que el libro fuera un proyecto profesional me hizo conectar mucho con la sensación de estar perdiendo oportunidades. Imagínate por un momento lo muy arraigada que tenemos la idea de que nuestras decisiones nos hacen ganar o perder que, incluso en un momento delicado en el que no me encontraba bien físicamente y sentía un agotamiento extremo, seguía pensando una y otra vez que pausar el libro era perder una oportunidad.

Nuestra historia de vida tiene mucho que ver con esto, claro. A veces, porque hemos perdido tantas veces que estamos hartas de que las cosas no nos salgan bien; otras, porque no hemos aprendido a perder. Aceptar la vida tal y como viene no es un aprendizaje fácil, quizá porque creemos que supone conformarnos. Parece incompatible perseguir nuestros objetivos y a la vez aceptar que puede que no se den.

Pero aceptar no va de eso, es hacer lo que puedo con lo que tengo, no con lo que me gustaría tener.

Siguiendo con mi experiencia con este libro, como te imaginarás, había una parte de mí que no quería dejarlo: me quedaba muy poco para acabar y quería llegar a la fecha marcada al inicio. Quería cumplir con lo que había acordado y con mi mandato interno: ser buena profesional, llegar a tiempo y no quedar mal ante otras personas ni incomodarlas. Pero mi salud requería otra cosa. Podría haberme resistido a ella, como tantas otras veces, y quizá el libro hubiera salido igual de bien —o de mal— que ahora, pero lo que seguro no habría quedado igual hubiera sido mi salud mental.

Muchas de nuestras batallas internas nos hacen pagar un precio cuando no queremos soltarlas o aceptarlas. No te digo esto para que te asustes o te sientas culpable por no poder decidir, sino para que vuelvas a tu centro: la aceptación y tus valores. ¿Quién soy, qué es importante para mí y qué puedo hacer con lo que tengo? Ahí muchas veces tenemos la respuesta, aunque no sea la que nos gusta. En mi caso, la respuesta fue parar y posponer un poco este libro. No me gustó, pero, cuando te haces las preguntas correctas, las respuestas son mucho más claras de lo que parece. Yo sabía hacía tiempo que tenía que parar, pero hice caso omiso porque no quería aceptarlo. Aceptarlo me hacía sentir mal, poco trabajadora, débil incluso. Y este punto también me parece muy importante. A veces no podemos aceptar y, con que entendamos por qué no lo hacemos, ya estamos aprendiendo mucho de nosotras mismas. En mi caso, tardé en aceptar que mi estado de salud requería que descansara. Pero lo hice igualmente. Me alejé de esa idea de que estaba perdiendo e intenté no pensar en si ganaba algo o no tomando esa decisión.

Esa es la idea que te quiero transmitir en este punto: **esto no va de ganar, vencer, perder o huir**. Esto va de cuidarnos, aun cuando lo último que nos apetezca sea hacerlo. Podríamos pensar que mi *overthinking* y mi ansiedad ganaron la batalla ante el libro. Yo no lo veo así. Mi ansiedad y mi *overthink-*

ing fueron los avisos que mi cuerpo me mandó para que hiciera lo que necesitaba, aunque no fuera lo que quería. Y fue parar precisamente lo que me permitió continuar escribiendo unos meses después.

Aceptar la vida tal y como viene no significa perder oportunidades, significa poder acceder a las que de verdad son para ti. A las que te permiten cuidarte.

EJERCICIO

Si esta es tu situación, te propongo escribirte una carta a ti misma sobre cosas que te puedan ayudar a reparar esa herida que te impide aceptar las cosas tal y como vienen. En mi caso, la hice sobre mis creencias acerca de parar y no ser suficientemente productiva, arraigadas en mí desde que descubrí, hace ya muchos años, que mucha gente de mi alrededor me validaba más cuando era la trabajadora eficiente y perfecta. Descubrí muchas creencias que tenía interiorizadas sobre el trabajo, que tuve que revisar con espíritu crítico y decidí que ya no las quería conmigo nunca más. Y, bueno..., no creo que no vayan a volver nunca más, pero estoy totalmente convencida de que hablaré con ellas cada vez que aparezcan. Y la conversación será muy seria. ¿De qué van, apareciendo cada vez que les da la gana?

Ojalá sin esa carta y sin ese trabajo me saliera aceptar las cosas, pero no es así. Por tanto, si a ti te pasa lo mismo y no te sale de forma automática aceptar las cosas, créeme que formas parte del grupo más numeroso. No hay nada malo en ti. Solo unos pocos afortunados —a los que no conozco, por cierto— saben hacerlo así de rápido y sin esfuerzo.

Conoce bien a tu *overthinker*

Habiendo llegado hasta aquí, seguro que te ha quedado claro lo importante que es conocerte a ti misma. Pero ¿qué es conocernos a nosotras mismas realmente?

Hace unos años, te hubiera dicho que **conocernos era poder definirnos**. Ahora te diría algo totalmente diferente, ya que «definirnos» me parece rígido. Hay ciertos aspectos en los que nos podemos definir, porque son bastante universales. Puedes decir que eres una persona respetuosa o que eres responsable, sí. Pero casi todo lo que define nuestro autoconcepto conlleva muchas creencias añadidas que a veces me rechinan un poco. Por ejemplo, puedes ser responsable, pero no siempre vas a actuar de manera responsable. **No dejas de serlo, pero no puedes obligarte a serlo siempre.**

Si, ante un bucle, tú te empeñas en guiarte por tu autoconcepto (la percepción que tenemos de nosotras mismas, com puesta por nuestras creencias, valores, habilidades, experiencias, la idea que tienen los demás de nosotras, etc.), es probable que a veces te líes más de la cuenta y no veas salida. **Guiarte por lo que necesitas, por cómo te sientes y por tus valores** siempre te ayudará más a alinearte con tu momento presente y con tus necesidades que intentar descifrar lo que deberías hacer según tu autoconcepto.

Las personas con una alta autoexigencia, por ejemplo, tenderíamos a trabajar y esforzarnos más y mejor en cualquier situación si nos dejáramos llevar por nuestro autoconcepto. Siempre nos han dicho que somos muy trabajadoras, así que, ante una disyuntiva entre seguir alimentando a nuestro lado autoexigente y cumplir con las expectativas ajenas o hacer lo que realmente necesitamos en ese momento, que puede ser descansar más, pensaríamos: «Como buena trabajadora que soy, voy a seguir». Y, mientras, tu cuerpo sigue gritando que pares un rato a descansar.

Nuestro autoconcepto, la mayoría de las veces, se basa en buena medida en lo que nos han dicho y en la imagen que perciben los demás de nosotras y que nos devuelven, a no ser que hayamos seguido un largo proceso de terapia o tenido la suerte de que todo lo que han visto en nosotras sea lo que verdaderamente hay. En cambio, nuestro cuerpo responde a nuestras necesidades de una manera mucho más genuina que nuestra mente o las etiquetas con las que nos identificamos.

Así pues, ante un bucle de incertidumbre y rumiación, siempre es mejor **recurrir a las sensaciones y atender a nuestro cuerpo y cómo se siente**, que seguir alimentando según qué ideas de nosotras mismas que nos llevan de cabeza a desconectar de nuestra esencia más que otra cosa.

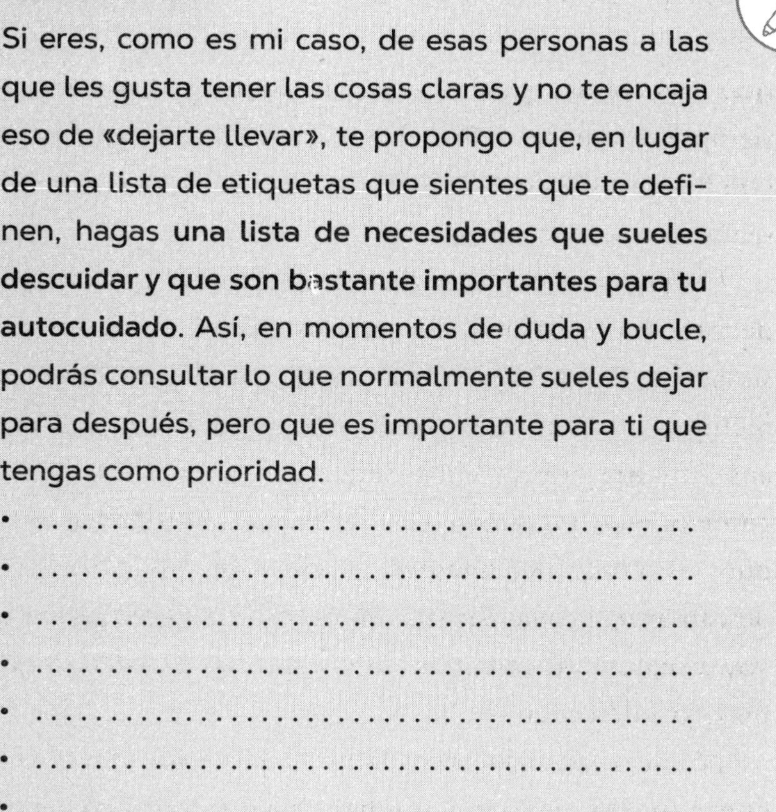

EJERCICIO

Si eres, como es mi caso, de esas personas a las que les gusta tener las cosas claras y no te encaja eso de «dejarte llevar», te propongo que, en lugar de una lista de etiquetas que sientes que te definen, hagas **una lista de necesidades que sueles descuidar y que son bastante importantes para tu autocuidado.** Así, en momentos de duda y bucle, podrás consultar lo que normalmente sueles dejar para después, pero que es importante para ti que tengas como prioridad.

- ....
- ....
- ....
- ....
- ....
- ....
- ....
- ....
- ....

Recuerdo que, hace un tiempo, una de las personas a las que acompaño en terapia hizo una lista que me encantó. Puso como primera necesidad: «No juzgarme cuando estoy perdiendo el tiempo». Ella había detectado que, cuando descansaba o no hacía cosas productivas, entraba en una especie de apatía, y luego podía estar horas intentando descifrar de dónde venía esa apatía. Cuando se dio cuenta de que no ser productiva le hacía entrar en bucles, escribió esa frase para recordarla en otros momentos.

Te puede ayudar mucho anotar este tipo de titulares cuando hagas algún *insight*, es decir, algún descubrimiento sobre ti misma. **Así, dejamos las etiquetas a un lado y nos enfocamos en conocer mejor cómo gestionamos las cosas y cómo necesitamos hacerlo.**

¿Cuánto hace que no disfrutas de verdad?

Estamos muy acostumbradas a posponer el placer para cuando acabe el sufrimiento. Si estás experimentando un bucle de dudas obsesivas sobre tu pareja, por ejemplo, es probable que estés dejando cualquier espacio de ocio o de distracción con esa persona para cuando esas dudas se disipen o desaparezcan y que, por el contrario, busques evitarla. El problema es que no vemos que **la distracción y el ocio ayudan a tranquilizar las dudas** y, mientras estas no desaparezcan, no nos sentimos preparadas para disfrutar y para olvidar el bucle.

Es el famoso pez
que se muerde la cola.

¿Por dónde podemos empezar, entonces? Por intentar **regular en lo posible nuestro sistema nervioso**. Cuando lo estamos pasando mal, cuando esa inseguridad o nuestros bucles diarios nos quitan espacio para disfrutar, tenemos que intentar trabajar los «microplaceres», esas cosas pequeñas que nos dan cierto disfrute o placer y nos ayudan a regularnos. Quizá no puedas disfrutar de una cena acompañada de tu pareja, porque esas dudas absorben todo tu pensamiento mientras cenáis, pero sí puedes dedicarte media hora a ti misma y cenar algo que te apetezca.

Normalmente, dedicamos esos momentos a solas, sin darnos cuenta, a seguir pensando en lo que nos preocupa y resolverlo. Mi propuesta es totalmente distinta. **¿Y si te das dos meses para decidir y, durante ese tiempo, buscas espacios para conectar con el microplacer?** Como si te dieras a ti misma una prórroga: «Ya pensaré en esto mañana, hoy me toca disfrutar del ahora».

Quiero ser sincera contigo: no siempre lo vas a conseguir. Muchos días ese bucle no va a dejarte descansar por mucho que te lo propongas, y no pasa nada, es normal. En esos casos, pídele una tregua de cinco minutos. Cinco minutos de tomar el sol mientras cantas una canción que adoras y que te pone la piel de gallina. Cinco minutos leyendo una página de tu libro favorito. Cinco minutos de mantener una conversación que te haga sonreír.

Son cinco minutos para ti.

Cuando puedas, los convertirás en diez. No te angusties si sientes que es poco: es importante empezar de menos a más e ir trabajando. Pero es necesario dedicar al placer y la regulación unos minutos al día para recordarnos que, aunque estamos nerviosas, preocupadas o angustiadas, sigue habiendo cosas que nos hacen conectar con lo positivo, con emociones agradables y con nuestra regulación.

Piensa que tienes en tus manos una balanza imaginaria. En un lado están todas las cosas que nos pesan y preocupan, así como las obligaciones que tenemos en nuestro día. En el otro lado, las actividades que nos recargan, que nos dan paz y disfrute o nos conectan con nosotras mismas. Yo, por ejemplo, los días que más me angustio porque me he desregulado mucho trabajando más horas de las que tocan, son los que más intento poner cosas en el otro lado de la balanza. Es decir, ese día no me exigiré dejar todos mis mensajes del móvil resueltos, sino que intentaré disfrutar de mi serie preferida (*Crónicas vampíricas*, en mi caso) para añadir placer a mi día, porque ya he tenido muchas responsabilidades como para añadirme otra que me presione más. **Es justo esto lo que te propongo.** Si hoy no puedes dejar el bucle a un lado, al menos cena algo que te guste o da una vuelta por un sitio más bonito de lo habitual, a ver qué efecto tiene en ti. Te sorprenderá.

Porque, como fiel defensora de que debemos experimentar de todo en esta vida, emociones agradables y desagradables, cosas que nos gustan y otras que no o que nos generan malestar, creo que es importante añadir peso en el lado positivo **para que el negativo pese, siempre, un poquito menos**.

No estás sola: comparte tu carga

Todo lo que nos ocurre se generó a través de los vínculos que hemos establecido con las personas que nos rodean, y todo lo que nos repara, también. Por ello, es importante aprender a compartirnos con los demás, a aliviarnos los unos a los otros, sin dejarle todo el peso al otro ni mucho menos, pero sí mostrando aquello que nos hace sufrir.

Muchas de nosotras sufrimos en silencio por no molestar, por no incomodar o no hacer sufrir a los demás con nuestro malestar. Pero eso solo nos encierra más en nuestra mente, en nuestros bucles y rumiaciones, en ese darles vueltas y más vueltas, solas, a las cosas.

Compartir en voz alta lo que nos sucede nos proporciona alivio, sobre todo cuando tienes a tu alrededor a personas que te quieren.

No siempre esas personas te comprenderán como te gustaría que lo hicieran ni sabrán darte el mejor de los consejos, pero es importante que nos enfoquemos en sentirnos acompañadas ante el dolor y no solo en cómo nos acompañan. **Recuerda: cada uno de nosotros, incluida tú, hace lo mejor que puede con lo que tiene.**

Hay personas que tienen más dificultades para decirnos las palabras exactas, pero, en cambio, nos hacen sentir muy arropadas. **Ahí sí es.** Justo en aquellos espacios en los que sientes que importas, en los que te sientes vista, es donde podemos desahogarnos, llorar, contarlo. **No te exijas vivir las preocupaciones en soledad.** Si ahora mismo no sientes un lugar seguro en el que explayarte y mostrarte tal como eres, vulnerable, espero que puedas encontrar la ayuda profesional que necesitas para dejarte caer un poco mientras alguien te sostiene, mientras te ayuda a que tu mente y sus bucles se detengan, aunque sea durante un rato.

EJERCICIO

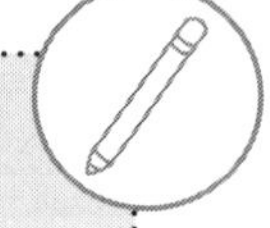

¿Qué te parece si te tomas unos minutos para escribir el nombre de aquellas personas con las que sientes «aquí sí es»? No tienen por qué ser muchas, quizá solo apuntes un nombre. Como siempre nos han dicho, «es más importante la calidad que la cantidad» y, en este ejercicio, más que nunca. Sé que algunas sentimos la presión de que deberíamos poder contar con muchas personas que fueran lugar seguro para nosotras, pero no siempre es así. Algo que puede ayudarte también es analizar qué te hace sentir segura con las personas que hayas anotado. Quizá con alguna te hace sentir segura hacer un plan, o contarle lo que te ocurre, y con otras personas simplemente te reconforta que estén en el mismo sofá que tú, sintiendo su compañía en silencio.

- ....
- ....
- ....
- ....
- ....
- ....
- ....
- ....

Porque, aunque hayamos aprendido a responder nosotras mismas a nuestras infinitas preguntas, ahí fuera hay muchas personas que nos pueden ayudar a encontrar respuestas y, sobre todo, a darnos seguridad para que necesitemos hacernos menos preguntas.

EPÍLOGO

Después de estas páginas y de haber recorrido juntas este camino en el que hemos analizado cómo el *overthinking* puede estar presente en nuestras vidas, de haber hablado de todas las capas y facetas de nuestra mente, esas que dudan, tienen miedo y se anticipan, quiero transmitirte un mensaje muy importante para mí: **no estás sola en esto**.

Hemos vivido tantos años sintiéndonos extrañas, como si hubiera algo malo en nosotras que no sabíamos gestionar, y con la creencia de que todavía deberíamos arreglar algunos aspectos de nosotras para ser nuestra mejor versión, que espero haberte transmitido la sensación de que esto no va de arreglarnos, sino de acompañarnos.

Espero que este libro haya marcado un comienzo en tu camino y te haya ayudado a reconciliarte con tu historia, tu forma de sentir y de pensar, tu autoimagen, tus dudas y también tu crítica interna. Para que, poco a poco, tu mente no sea tu enemiga, sino **un lugar seguro en el que estar, aunque a veces parezca que solo quiere molestarnos**.

Yo misma he experimentado todo esto que te he contado, y he convivido con tus mismas dudas, sufrimiento, miedos y momentos negativos. Muchas de nosotras hemos pasado por ello o incluso seguimos ahí. Quizá nunca desaparezca del todo nuestro miedo, pues tampoco tendría sentido ni sería sano que así fuera, pero créeme si te digo que la posibilidad de la que te he hablado en este libro, esa nueva manera de vivir ese miedo y el bucle constante de sobrepensamiento, realmente existe.

Esa nueva forma de enfocarnos necesita que tengamos en cuenta todos los matices que he intentado plasmarte en estas líneas. No estamos buscando que todo esto deje de ocurrirnos, ni necesitamos dejar de sobrepensar para poder vivir con libertad o con más profundidad. No serás menos tú por dejar de hacerlo un rato ni por hacerlo todo el día. Ante el sufrimiento, la mayor parte de las veces necesitamos compasión, cariño y apoyo. Sentirnos acompañadas en lo que nos ocurre, sentir que nos entienden, que saben de lo que hablamos. ¿Cuántas veces solo con que alguien te haya dicho «cuánto te entiendo» ya has sentido que te quitabas peso de encima?

Por si nunca te lo han dicho, quiero que sepas que te entiendo y te veo.

Escribo este epílogo en un momento para mí de mucha reflexión interna, de revisión de si lo que estoy haciendo en mi vida es lo que quiero, de si mi actividad laboral diaria me hace feliz, sea lo que sea eso. Tras una época dura de ansiedad, he descubierto algo nuevo en mí, algo que no sabía que existía. **Y ha sido una profunda aceptación de que a veces las cosas no salen como queremos, pero nos lo ponemos más fácil cuando nos permitimos sentirlo que cuando**

nos resistimos a ello. Así que el gran aprendizaje no es saber qué hacer para que algo deje de ocurrir, sino qué hacer cuando ocurra. Una versión de mí misma que no es mejor, pero que desde luego es más cariñosa, cercana y comprensiva conmigo misma. Una versión que se ve a sí misma y se dice «estoy contigo». Sin más.

Si estás en un momento en el que te sientes atrapada y no te permite seguir con fluidez tu vida, busca ayuda si puedes. No solo por medio de un proceso psicoterapéutico, sino de quien sepas que podrá sostenerte, apoyarte y, sobre todo, escucharte con predisposición a no juzgarte. Nuestro entorno importa: elegirlo y formar nuestra propia familia, nuestro propio mundo. **No siempre conseguiremos el entorno idílico que queremos, pero cada intento por hacerlo vale la pena.**

No te conozco, pero es como si lo hiciera. Si estás leyendo esto y te remueve es porque hemos vivido luchas parecidas, o quizá no, pero nos hemos sentido de una manera muy similar. Eso nos une, amiga. Deseo con todo mi corazón que estas líneas, este libro, hayan sido como si alguien te tendiera la mano, un espejo amable en el que mirarte con amabilidad y una pausa en medio de tanto ruido.

Ojalá hayas podido conectar con la fuerza y el cariño que hay en ti y puedas orientarlos hacia ti misma. Te necesitas, nos necesitamos todas.

Esto no es un final, es solo otra puerta que se abre en tu camino, que espero que sigamos recorriendo juntas siempre que lo necesites.

Gracias por caminar conmigo hasta aquí.
Gracias por atreverte a hacerlo.

Un abrazo muy muy grande,

LAIA

BIBLIOGRAFÍA

Ainsworth, M. D. S., Blehar, M. C., Waters, E. y Wall, S., *Patterns of Attachment: A Psychological Study of the Strange Situation*, Hillsdale, Lawrence Erlbaum Associates, 1978.

Bauman, Zygmunt, *Amor líquido: acerca de la fragilidad de los vínculos humanos*, Barcelona, Paidós, 2018.

Bourbeau, Lise, *Las cinco heridas que impiden ser uno mismo*, Ob Stare, 2011.

Bowen, Murray, *De la familia al individuo: la diferenciación del sí mismo en el sistema familiar*, Barcelona, Paidós, 1991.

Bowlby, John, *El apego: el apego y la pérdida*, Barcelona, Paidós, 2023.

Chaigneau, P. I. M., *Las madres pueden cambiar el mundo... pero no solas: dejemos de romantizar la maternidad*, Forja, 2024.

Davidson, Richard y Begley, Sharon, *El perfil emocional de tu cerebro: claves para modificar nuestras actitudes y reacciones*, Barcelona, Destino, 2012.

Ferrari, J. R. y Emmons, R. A., «Methods of procrastination and their relation to self-control and self-reinforcement: an exploratory study», *Journal of Social Behavior and Personality*, vol. 10, n.º 1, 1995, pp. 135-142.

Flores, J. D. J. V. y Reyes, E. J. I., «La diferenciación como un modelo para el análisis de las relaciones de pareja», *Revista Electrónica de Psicología Iztacala*, vol. 11, n.º 1, 2008, pp. 1-15.

Fonagy, P., Steele, M., Steele, H., Moran, G. S. y Higgitt, A. C., «The capacity for understanding mental states: the reflective self in parent and child and its significance for security of attachment», *Infant Mental Health Journal*, vol. 12, n.º 3, 1991, pp. 201-218.

Font Saravia, Victoria, Merino, Carlos y Poch, Joan, *Psicoanálisis relacional: una nueva mirada, una nueva práctica*, Buenos Aires, Letra Viva, 2021.

Freud, Anna, *El yo y los mecanismos de defensa*, Barcelona, Paidós, 1980.

Freud, Sigmund, *El yo y el ello*, Buenos Aires, Amorrortu, 2016.

—, *El yo y el ello y otros ensayos de metapsicología*, Madrid, Anaya, 2021.

García García, E., «Neuropsicología y género», *Revista de la Asociación Española de Neuropsiquiatría*, n.º 86, 2003, pp. 7-18.

Garrido-Rojas, Luzmenia, «Apego, emoción y regulación emocional: implicaciones para la salud», *Revista Latinoamericana de Psicología*, vol. 38, n.º 3, 2006, pp. 493-507, <http://pepsic.bvsalud.org/scielo.php?script=sci_arttext&pid=S0120-05342006000300004>.

Gilbert, Paul, *Terapia centrada en la compasión: características distintivas*, Bilbao, Desclée de Brouwer, 2015.

González, Anabel, *Lo bueno de tener un mal día*, Barcelona, Planeta, 2020.

IOS Press, «Women have more active brains than men», *Science*

Daily, 7 de agosto de 2017, <https://www.sciencedaily.com/releases/2017/08/170807120521.htm>.

Johnson, D. P. y Whisman, M. A., «Gender differences in rumination: a meta-analysis, *Personality and Individual Differences*», vol. 55, n.° 4, 2013, pp. 367-374, <https://doi.org/10.1016/j.paid.2013.03.019>.

Jurist, Elliot, *Mentalizando emociones*, Bilbao, Desclée de Brouwer, 2022.

Levine, Amir y Heller, Rachel, *Maneras de amar: la nueva ciencia del apego adulto y cómo puede ayudarte a encontrar el amor... y conservarlo*, Barcelona, Urano, 2016.

Lugones Botell, Miguel y Sarduy Nápoles, Miguel R., «Amnesia en el embarazo», *Revista Cubana de Obstetricia y Ginecología*, vol. 45, n.° 1, 2019, pp. 137-146, <http://scielo.sld.cu/scielo.php?script=sci_arttext&pid=S0138-600X2019000100137>.

Main, Mary y Solomon, Judith, «Procedures for identifying infants as disorganized/disoriented during the Ainsworth Strange Situation», en: M. T. Greenberg, D. Cicchetti y E. M. Cummings, eds., *Attachment in the Preschool Years: Theory, Research, and Intervention*, Chicago, The University of Chicago Press, 1990, pp. 121-160.

Matud, M. P., «Gender differences in stress and coping styles», *Personality and Individual Differences*, vol. 37, n.° 7, 2004, pp. 1401-1415.

Min, J., Koenig, J., Nashiro, K., Yoo, H. J., Cho, C., Thayer, J. F. y Mather, M., «Sex differences in neural correlates of emotion regulation in relation to resting heart rate variability», *Brain Topography*, vol. 36, 2024, pp. 698-709, <https://doi.org/10.1007/s10548-023-00974-9>.

Mónaco, Estefanía, de la Barrera, Usue y Montoya-Castilla, Inmaculada, «La influencia del apego sobre el bienestar en la juventud: el rol mediador de la regulación emocional», *Anales de Psicología*, vol. 37, n.º 1, 2021, pp. 21-27, <https://dx.doi.org/10.6018/analesps.37.1.345421>.

Moneta, María Eugenia, «Apego y pérdida: redescubriendo a John Bowlby», *Revista Chilena de Pediatría*, 85(3), 265-268, <https://dx.doi.org/10.4067/S0370-41062014000300001>.

Nolen-Hoeksema, Susan, «Gender differences in depression», *Current Directions in Psychological Science*, vol. 10, n.º 5, 2001, pp. 173-176.

—, *Mujeres que piensan demasiado: Cómo evitar los pensamientos repetitivos y vencer la ansiedad*, Paidós, 2004.

Olivares, E. S., López, P. J. T. y Bogani, J. V. M., «Consecuencias psicológicas de la maternidad», *Academic Journal of Health Sciences: Medicina Balear*, vol. 39, n.º 6, 2024, pp. 150-154.

PSISE (Servicio de Psicología Clínica del Desarrollo), Unidad de Observación y Diagnóstico Funcional, «La teoría del apego: aportaciones de Bowlby, Ainsworth y Main», <https://psisemadrid.org/teoria-del-apego/>.

Rojas Marcos, Laura, *La familia: de relaciones tóxicas a relaciones sanas*, Barcelona, Grijalbo, 2014.

Segrelles, Marta, *Abraza a la niña que fuiste: sana las heridas del pasado y reconecta con tu interior*, Barcelona, Bruguera, 2023.

Shaver, P. R. y Mikulincer, M., «Adult attachment strategies and the regulation of emotion», en: J. J. Gross, ed., *Handbook of Emotion Regulation*, Nueva York, The Guilford Press, 2007, pp. 446-465.

Talarn, A., «El trauma: lectura psicopatológica y psicoanalítica.

Propuesta del concepto de trauma relacional», *Correo de Psicoterapia y Salud Mental*, n.º 6, 2017, pp. 23-40.

Wiseman, Ellie, «There's a scientific reason why you're always overthinking everything», *Grazia Daily*, 9 de agosto de 2017, <https://graziadaily.co.uk/life/real-life/women-active-brains-overthinking-study/>.

AGRADECIMIENTOS

Siempre que escribo estoy deseando llegar a los agradecimientos. Y mira que hace unos años no entendía lo que significaba agradecer y cómo puede impactar en nuestra vida. **Ahora me doy cuenta de que puedo agradecer porque hay personas a las que agradecerles.**

Así que cómo no iba a empezar por dar las **gracias a Marcel, a la persona que siempre está para todo**. Está. Sin más. Sin saber a veces lo que tiene que decir o que hacer, pero me calma solo con estar. Porque sé que es alguien incondicional, y en este mundo, donde parece que ya nadie puede serlo, lo encuentro ahí, pendiente, sabiendo estar, acompañándome y aceptando que le ha tocado convivir con una persona que tiene una media de cincuenta mil pensamientos por segundo. Que, aunque no lo parezca, no es poca cosa, amiga, ya lo sabemos. Y, encima, le parece bien. Agradecida es poco. Gracias por ser tal y como eres y por aceptarme a mí tal y como soy. *T'estimo per tot i sempre.*

A mis padres y mi hermana. No sé qué decir de ellos que no sea bueno. No somos perfectos, pero nos tenemos los unos a los otros. Nos hemos podido acompañar en el llanto, nos hemos podido reír de nuestra tendencia generalizada a sobrepensar, tener momentos de enfado y, a la vez, ponernos límites. El camino que he recorrido, en todo, sería muy distinto sin ellos. *Ho sou tot.*

A mis amigas: Ariadna, Cristina, Marina, Marta y Alexandra. A las que quiero tantísimo y con las que tanto me río. Ellas, sin duda, me han enseñado a vivir la vida con sentido del humor, a veces creo que con demasiado. Bueno... espera. ¿Se puede vivir con «demasiado» sentido del humor? Retiro lo dicho, nunca es demasiado. *Sou el meu lloc segur, «Palomas».*

A mi amiga Paula, por ser mi mano derecha en el camino del emprendimiento, por ayudarme en todo y mirar siempre por mí. Por tener un sentido del humor tan parecido al mío y por decirme lo que piensa sin rodeos. Todavía recuerdo algunas de sus palabras en momentos duros y me río con solo pensarlo.

A mi amiga Marta, a la que quizá conocéis porque es una divulgadora y psicóloga genial. Pero mi cariño hacia ella no obedece a lo buena psicóloga que es, sino a que es la persona con la que más puedo hablar durante una llamada telefónica, y eso es por algo. Una persona de las que sabes que perdurará en tu vida, porque sería imposible renunciar a tenerla en ella. La que siempre está y con la que comparto tantos momentos vitales, en los que no paramos de preguntarnos cómo puede ser que nos pasen cosas tan parecidas al mismo tiempo. Alucinante; quizá tiene que ver con el zodiaco, quién sabe.

A mi amiga Carla, por decirme tantas veces que me admira y que me entiende. ¡Si ella supiera, que espero que lo sepa, cuánto la admiro y la quiero yo! Cuántas veces le diría que es más buena, fuerte e inteligente de lo que ella cree. Por si lo lees aquí, créetelo mucho. Nos gusta sobrepensar, siempre creemos que nos queda mucho por trabajar en nosotras, pero te tengo que decir algo: ya somos más que suficiente.

A mi editora, Cristina, que me ha acompañado en este camino con un cariño, cercanía y comprensión admirables. Siempre pendiente de preguntar cómo estoy, con paciencia y respeto por mis ritmos y crisis. Te he sentido muy cerca y te agradezco mucho la confianza que has puesto en este libro, de verdad.

Y mi último agradecimiento es para ti. Tanto si eres de mi misma profesión como si me lees por primera vez, me sigues por las redes sociales o estás en mi consulta compartiendo tu camino conmigo. Nada de mi imagen de mí misma sería igual si no me rodeara de personas que comparten su sufrimiento y su vida conmigo. Aprendo mucho de ti, de todas. Nos siento unidas por un hilo. Como te decía en el epílogo, quizá tú sientes que me conoces al leerme, pero yo también siento conocerte cuando me lees. Algo ha pasado para que coincidamos en este camino, así que siempre estaré agradecida a cada una de las personas que me permiten vivir mi profesión con interés genuino, pasión y admiración.

Un agradecimiento especial a todas las que creíamos que lo estábamos haciendo mal y hemos descubierto que lo estábamos haciendo como podíamos. No estamos solas.